Métaphores de l'amour

Collection « Clinique psychanalytique et psychopathologie »

Dirigée par
Michel GROLLIER, Laurent OTTAVI et François SAUVAGNAT

David MONNIER,
Le réel de l'amour. Trois modèles lacaniens, 2011, 590 p.

Emmanuelle BORGNIS DESBORDES (dir.),
L'étourdie. Féminin et modernité,de Freud à Lacan, 2011, 200 p.

Juan Pablo LUCCHELLI,
Le malentendu des sexes. Freud, Lacan et l'amour, 2011, 240 p.

Jean-Claude MALEVAL,
Logique du délire, nouvelle édition revue et augmentée, 2011, 258 p.

Yohan TRICHET,
L'entrée dans la psychose. Approches psychopathologiques, clinique et (auto-)traitements, 2011, 372 p.

Cinzia CROSALI CORVI,
La dépression, affect central de la modernité, 2010, 368 p.

Juan-Pablo LUCCHELLI,
Le transfert de Freud à Lacan, 2009, 240 p.

Jean-Claude MALEVAL (dir.),
L'autiste, son double et ses objets, 2009, 288 p.

Philippe FOUCHET,
La clinique de l'épilepsie. Réintroduire le sujet dans le champ médical, 2008, 288 p.

Jean-Louis BONNAT (dir.),
Autisme et psychose. Machine autistique et délire machinique. Clinique différentielle des psychoses, 2008, 208 p.

Pascale MACARY (dir.),
La recherche à l'heure de la psychanalyse, 2004, 164 p.

Groupe PERU,
L'inquiétant, 2003, 234 p.

François SAUVAGNAT (dir.),
Divisions subjectives et personnalités multiples, 2001, 306 p.

Groupe PERU,
Les enjeux du savoir, 2001, 230 p.

Groupe PERU,
Sciences et fictions, 1999, 192 p.

Slavoj ZIZEK,
Subversions du sujet, 1999, 250 p.

Marcus André VIEIRA,
L'éthique de la passion. L'affect dans la théorie psychanalytique avec Freud et Lacan, 1998, 268 p.

Laurent OTTAVI (dir.),
L'inconscient ignore-t-il le temps?, 1997, 212 p.

Juan Pablo Lucchelli

Métaphores de l'amour

Étude lacanienne sur Le Banquet *de Platon*

Préface de Luc Brisson

Clinique Psychanalytique et Psychopathologie

Presses Universitaires de Rennes

Remerciements

Je remercie tout d'abord Jean-Claude Milner, pour nos échanges à propos de Lacan et de sa lecture du *Banquet*. Mes pensées vont également à MM. Luc Brisson et Claude Calame pour leurs réponses toujours pertinentes aux questions difficiles suscitées par la lecture du *Banquet*, ainsi qu'à Mme Giulia Sissa pour nos discussions à propos de *Diotime*. Je remercie aussi Jacques-Alain Miller pour sa découverte de la « deuxième métaphore de l'amour ».

UHB Rennes 2 – Campus de la Harpe
2, rue du doyen Denis-Leroy
35044 Rennes Cedex

www.pur-editions.fr

Mise en page : Audrey Hannachi pour le compte des PUR

Ce livre est issu d'un encodage en TEI (http://www.tei-c.org/index.xml), réalisé avec des outils APSED (apsed.fr@orange.fr)

ISBN 978-2-7535-2115-5
ISSN 1281-6124
Dépôt légal : 2e semestre 2012

Pour Carolina, ce livre,
fruit de l'enthousiasme et de l'embarras.

« Ce Socrate me tue. »

Jacques Lacan

« Alcibiade a une certaine appréhension des trésors cachés en Socrate qui n'apparaissent pas dans ses discours. »

Léo Strauss

« L'Un donne ce qu'il n'a pas. »

Plotin

« Et l'on n'entend jamais la balle qui vous atteint. »

Thomas Pynchon

PRÉFACE

Ce livre dont le point de départ est une lecture du séminaire de Lacan sur le transfert constitue une étude approfondie du *Banquet* de Platon à la lumière des thèses lacaniennes. Mais loin de céder à la tentation d'entreprendre une psychanalyse des interlocuteurs dans *Le Banquet*, Juan Pablo Lucchelli cherche à montrer ce que le Socrate du *Banquet* peut nous apprendre de la psychanalyse. Le propos paraît paradoxal, mais à y regarder de près on y discerne une ligne de force évidente.

Tout de même que Borges affirme que l'*Ulysse* de Joyce est l'antécédent de l'*Odyssée*, Lacan fait du psychanalyste l'antécédent de Socrate. Cette affirmation paraît paradoxale, mais en définitive elle ne l'est pas tant que cela. Le magnifique éloge fait par un Alcibiade aviné qui entre à l'improviste dans la maison d'Agathon à la fin du *Banquet* est une parfaite illustration de ce processus. Dans le cadre de la *paiderastía* en Grèce ancienne, c'est l'amant, l'*érastès*, plus âgé, qui recherche un aimé, l'*érômenos*, lequel doit se trouver au sortir de l'adolescence, et tente de le séduire en vue de lui transmettre pouvoir, savoir et richesses. Or, pour acquérir son savoir, c'est Alcibiade, beaucoup plus jeune que lui, qui tente de séduire Socrate, lequel résiste à ses avances. Et cette résistance elle-même introduit un nouveau renversement. Parce qu'il désire autre chose que l'aimé, l'*érômenos*, Alcibiade ou un autre, Socrate devient lui-même, aux yeux de celui envers lequel il devrait jouer le rôle d'amant, d'*érastès*, un aimé gagnant en cela en prestige, comme le fait apparaître la fameuse comparaison de Socrate avec un *agalma*. Dans cette démonstration, plusieurs termes prennent un sens particulier : l'amour, comme amour « de » se trouve toujours du côté du manque ; la « métaphore » doit, à partir de son étymologie, être comprise comme « changement, transformation », d'où son rapport avec le transfert ; quant à l'*agalma*, il doit être compris comme un bel objet, un objet de valeur.

Ce vocabulaire sert donc à décrire le processus en quoi consiste le transfert dans l'analyse. L'analysé joue d'abord le rôle de l'amant, l'*érastès*, qui croit avoir un secret à divulguer. Voilà pourquoi l'analyste doit s'intéresser à lui. Mais ce dernier, l'analyste, doit faire comprendre à l'analysé que c'est lui l'aimé, le désiré. Au cours de la cure, il faut qu'il « mute », qu'il change de position pour devenir d'aimé l'amant, le désirant d'un savoir « contenu » dans l'inconscient. Dans ce processus, le psychanalyste, qui est censé savoir quelque chose sur l'inconscient, gagne en prestige, en *agalma*, même si, comme Socrate, il sait qu'il ne sait rien; en fin de compte, c'est le patient qui sait. D'où cette conclusion : « Aimer c'est changer de discours » au sens où l'on change de position subjective, l'aimé devenant amant.

Telle est l'idée force de ce livre qui propose une interprétation très fine et très rigoureuse du *Banquet*, discours après discours. Dans l'éloge d'Eros par Phèdre, on retient essentiellement le passage où Phèdre exalte l'amour qui donne le courage de mourir pour autrui, et où il évoque l'exemple d'Orphée, d'Alceste et d'Achille. Orphée est disqualifié d'entrée de jeu pour sa lâcheté, mais alors qu'Alceste meurt à sa place, celle d'aimée, Achille lui, qui est l'aimé de Patrocle, se comporte en amant en mourant pour lui. Par là, il met en œuvre la métaphore de l'amour. Cette analyse brillante et rigoureuse pose au texte des questions auxquelles j'ai pu répondre ailleurs de façon différente, mais force est de reconnaître la portée des arguments de l'auteur.

L'éloge fait par Pausanias met en évidence la dimension de tromperie que recèle l'amour; transposée au niveau de la cure, c'est l'analyste, lorsqu'il tient son rôle d'amant, qui risque d'être trompé. L'analyse du discours d'Éryximaque, tout en s'inspirant de celle de S. Rosen et de L. Strauss, plaide pour une réciprocité entre l'amant et l'aimé; mais ce discours qui, selon Lacan, promeut une « harmonie médicale », est interrompu par le hoquet d'Aristophane, qui en est une sorte de réfutation physique par la modification de l'ordre des discours qu'elle induit. Comme il lui revient de droit, l'analyse du mythe d'Aristophane tient une place considérable dans l'ouvrage de Lucchelli. Deux lectures du mythe d'Aristophane sont possibles. Une lecture « négative », suivant laquelle l'autre moitié de l'être double originel peut nous compléter; et une lecture « positive », suivant laquelle l'union avec l'autre moitié est impossible, car cette union est définitivement perdue. Dans l'amour, l'objet de la pulsion, l'être véritable qui, pour Aristophane est l'être originel, c'est-à-dire, dans la cure analytique, la cause de tout transfert, est définitivement perdu. À cet égard, le discours d'Aristophane peut être considéré comme l'antécédent de l'*Esquisse d'une psychologie scientifique* de Freud et comme à l'origine du « mythe de la lamelle » que Lacan invente pour illustrer le fait que « faire l'un avec l'autre » n'est qu'un fantasme, et que la libido est le seul organe sexuel, car n'importe quelle partie du corps peut devenir un organe sexuel.

Par opposition à la théorie de l'amour qui est celle de Socrate et que Lacan a baptisée de « métaphore de l'amour », suivant le sens donné à « métaphore », et où donc l'aimé devient l'amant, comme dans le transfert qui implique l'établissement d'une distance entre l'analyste et l'analysé, le discours d'Agathon, qui rejoint celui prononcé par son amant Pausanias, le porte-parole de la *paiderastia*, développe une théorie de l'amour où c'est par le contact que se transmet le savoir : dès lors il y a du rapport, du contact partout, et l'on peut dire avec Lacan que « le sens jouit ».

Dans son chapitre sur Socrate, l'auteur montre magistralement pourquoi « plus Socrate désire, plus il devient lui-même désirable ». Les analyses de la réfutation d'Agathon par Socrate, et la mise en scène du discours de Diotime sont menées avec brio et une grande maîtrise, en faisant intervenir les principaux interprètes du *Banquet*. Tous les thèmes évoqués précédemment y sont repris. Mais on s'attardera ici sur deux thèmes : celui du *daimon*, et celui de l'hystérie. Eros, considéré comme un *daimon*, cet être intermédiaire, c'est la figure du psychanalyste ; et on comprend dès lors pourquoi Socrate donne à Eros pour mère Pénia, Pauvreté, elle-même assimilée à Alceste, car le manque de savoir est le propre de l'analyste comme on l'a vu plus haut. Mais Lacan va plus loin, en soupçonnant Socrate, et donc l'analyste, d'être sujet à « l'hystérie », qui est une sorte de perversion sans objet. Dans le *Cas Dora* par exemple, Dora, au nom de sa propre division, veut faire travailler les médecins, mis à la place du maître, mais pour leur montrer que leur savoir est impuissant à traiter la souffrance qui est la cause de ses propres troubles.

C'est alors que l'auteur nous fait connaître un ouvrage étonnant, celui du psychiatre français Louis Francisque Lélut, *Du démon de Socrate. Spécimen d'une application de la science psychologique à celle de l'histoire*[1] auquel devait penser Lacan, lorsqu'il traite Socrate de « fou » ; pour Lélut, aussi évoqué par Jackie Pigeaud, plusieurs symptômes vont en ce sens : ses hallucinations liées à l'intervention de son démon, ses « extases » et sa singularité d'esprit. Enfin, dans l'éloge qu'il fait de lui, Alcibiade dit que, en dépit du fait qu'il prétend ne rien savoir, Socrate dit ne savoir qu'une seule chose : ce qu'il en est de l'amour. Mais c'est parce qu'il sait ce que c'est que l'amour que Socrate n'aime pas. L'amant Socrate, qui a été détrompé en ce domaine, aime plus que son aimé, parce que son désir se situe au-delà de tout objet de désir. Là réside l'explication ultime du transfert.

Ce livre permet d'évaluer la très grande rigueur de Lacan, dont cependant il clarifie l'expression et fait bien apparaître le point de vue, lorsqu'il lit *Le Banquet* de Platon et en tire des conséquences étonnantes pour formuler sa conception du transfert :

> « Qu'est-ce qu'interpréter le transfert ? Rien d'autre que de remplir par un leurre le vide de ce point mort. Mais ce leurre est utile, car même trompeur, il relance le procès. » *Écrits*, p. 225.

Je ne puis qu'être honoré d'écrire cette préface pour un livre auquel ma traduction du *Banquet* a servi d'assise du point de vue de l'Antiquité classique.

Luc Brisson
CNRS – Paris (Villejuif)

1. Paris, Baillière, 1836, 1856. Réimpression : Paris, Printel, 1978.

INTRODUCTION

Lacan fait de Socrate l'antécédent historique du psychanalyste. Dans son séminaire sur le transfert, il prend appui sur *Le Banquet*[1] de Platon pour démontrer comment Socrate opère une manœuvre digne d'un analyste : quand Alcibiade lui déclare son amour, il le renvoie à Agathon. On peut ainsi dire que l'« interprétation » de Socrate lui dévoile le véritable objet de son désir, en lui prouvant aussi qu'il faut être trois pour aimer. Mais ce dialogue de Platon met également en relief ce que Lacan appelle la « métaphore de l'amour », à savoir le renversement à travers lequel, l'aimé, celui qui se trouve être le centre et l'objet du désir des autres, devient aimant, manifestant ainsi un manque et abandonnant du coup sa position confortable.

Qu'est-ce que *Le Banquet* de Platon ? Laissons la parole à un philosophe :

> « *Le Banquet* est donc le récit d'un récit, fait sur la route de Phalère à Athènes par un fidèle disciple de Socrate, Apollodore, à son ami Glaucon, et rapporté par le même Apollodore quelques jours après à plusieurs de ses amis, riches bourgeois qui ne sont pas étrangers aux choses de l'esprit. On a demandé à Apollodore, d'un côté comme de l'autre, le récit qu'il tient lui-même d'Aristodème de la fameuse soirée chez Agathon, bien des années auparavant. Que s'est-il dit, demande le premier Glaucon, à cette réunion où Agathon, Socrate et Alcibiade parlèrent avec d'autres des choses de l'amour[2] ? »

Le Banquet est, en effet, l'éloge que l'on fait d'Eros, le dieu de l'amour. La plupart des personnages présentés par Platon dans ce dialogue évoquent à leur manière ce qu'est Eros. Il y a pourtant une asymétrie entre les premiers orateurs qui se contentent d'un éloge, chacun défendant ses propres intérêts, selon qu'ils sont eux-mêmes des aimés ou des aimants, et les derniers trois orateurs, Agathon, Alcibiade et Socrate, qui finissent, chacun à leur manière, par en dire plus qu'ils ne voudraient.

Et pourquoi *Le Banquet* a-t-il besoin d'un banquet ? Qu'est-ce qu'un banquet dans l'antiquité ? Le banquet, le symposion, était une activité liée aux plaisirs,

---

1. PLATON, *Le Banquet*, trad. Léon Robin. Toutes nos citations ultérieures seront empruntées à cette traduction, sauf quand nous ferons appel à la version de BRISSON Luc, *Le Banquet*, Paris, Flammarion, 1998, 5e édition corrigée et mise à jour en 2007.
2. MATTÉI, J.-F., *Platon et le miroir du mythe*, Paris, PUF, 1996, p. 291-292.

qui avait ses propres lois, s'opposant parfois aux lois de la cité. En effet, en lisant *Le Banquet*, quelque chose nous saute aux yeux : la contrainte des règles. Ainsi, le banquet est d'abord un lieu d'hommes : les femmes restent dehors, sans doute parce qu'elles font plutôt partie de la cité, du monde de la loi, du bonheur public, alors que le banquet va à l'encontre des coutumes, permettant les plaisirs privés, comme le prétend le personnage Pausanias. Ainsi, « Le banquet était un lieu ambigu, hors la loi, mais non pas hors du monde de la loi[3] ». Dès qu'il y a l'usage de la parole, il y a aussi des règles à respecter, ni plus ni moins que dans le cabinet d'un psychanalyste; aussi on ne prend pas la parole n'importe comment : loin de la permissivité et du laxisme, l'ordre des prises de parole suit un ordre précis, de gauche à droite.

Au même titre que la parole et l'amour, le vin faisait partie des banquets : qu'Alcibiade rentre alcoolisé vers la fin du dialogue, vrai retour du refoulé, ne fait que prouver que le vin s'invite au banquet, ne fait que confirmer que le vin est un régulateur du plaisir. Mais encore une fois, il y a une règle : on doit prendre la parole et cet exercice de la parole est en partie incompatible avec la boisson. Il est ainsi interdit de boire du vin avant un discours (tout au moins dans ce dialogue de Platon). Cette consigne, donnée dès l'ouverture du *Banquet* fait tenir ensemble les trois ingrédients : le vin, l'amour et la parole. Le banquet est ainsi différent du festin, car la parole est au premier plan : « La parole sort le buveur de la fascination de l'illimité[4]. » Témoin, Alcibiade encore car, même alcoolisé, il est contraint par les règles du banquet à parler de l'amour et des pierres d'achoppement qu'il y a rencontré en tant qu'aimé (*érôménos*). L'amour entre ainsi en concurrence avec l'alcool : l'ivresse de l'âme dans l'amour n'est pas celle du vin, et même si parfois elles coexistent, elles ne se recouvrent pas.

En effet, l'ivresse dont il est question dans *Le Banquet* est celle de l'amour, très éloignée de celle du vin, notamment en ceci : pour l'ivresse alcoolique on sait au moins ce qui en est la cause. Soulignons d'emblée ce qui est annoncé par Lacan dès le début de son séminaire sur le transfert, séminaire qui nous servira de guide dans cet ouvrage, notamment à propos des liens paradoxaux que Socrate entretient avec l'amour : « Le secret de Socrate sera derrière tout ce que nous dirons cette année du transfert[5]. » Pour Lacan il ne s'agit donc pas de se livrer à l'étude érudite d'une œuvre classique, mais de mettre en scène le transfert, dans son rapport avec l'amour et le savoir. Et qu'est-ce qui est digne d'intérêt dans cet exemple du Banquet? Nous avons évoqué ce que Lacan nomme « la métaphore de l'amour », à savoir le changement subjectif qui fait que l'aimé devient aimant. Mais ce qui compte aussi c'est qu'à côté de cette « métaphore », de ce changement subjectif produit chez le jeune initié, nous avons un vieux

3. DUPONT F., *Le plaisir et la loi*, Paris, François Maspero, 1977, p. 23.
4. *Le plaisir et la loi*, p. 35.
5. LACAN J., *Le séminaire*, Livre VIII, *Le transfert*, Paris, Le Seuil, 2001, p. 16.

Socrate qui dit ne rien savoir, sauf sur les choses de l'amour. Or, sur l'amour précisément il ne dit rien. Lacan décèle ainsi chez Socrate un « savoir en réserve », un rien qui n'est pas rien, qui pousse l'autre à se diviser et à devenir l'aimant de ce Socrate vieux et laid, transformé tout d'un coup, et paradoxalement, en son bien-aimé.

La lecture de Freud nous a appris qu'au commencement de l'analyse, il y a l'amour. Il est intéressant de voir comment Lacan conçoit le transfert dans le cadre des premières expériences de la psychanalyse, par exemple à propos du cas de la patiente « Anna O ». Lacan prend les choses à leur racine en estimant que ce n'est pas la peine d'insinuer qu'il y avait un « contre-transfert un peu marqué » de la part de Breuer envers Anna : « Il est clair que Breuer aima sa patiente. » Autant situer les choses comme il se doit car le transfert implique nécessairement l'amour au point que, pour Freud, l'amour de transfert est un amour véritable. Nous savons que Lacan ramasse le gant quand il formule que c'est l'amour qui imite le transfert et non l'inverse.

Mais que veut dire l'affirmation selon laquelle le transfert est amour ? C'est là que la « métaphore de l'amour », le passage de l'état d'aimé à celui d'aimant évoqué à l'instant, prend tout son sens. Lorsqu'il s'agit de l'amour tel qu'il est traité dans *Le Banquet*, il est question de la beauté des corps et, à partir de là, des rapports entre l'aimé et l'aimant. L'aimé est celui qui est beau. Par contre, l'aimant est celui qui sacrifie quelque chose de son image quand il manifeste un manque auprès de l'aimé, en raison du désir qu'il lui voue. De surcroît, il n'est pas obligé d'être beau, loin de là : c'est ainsi que la laideur de Socrate le place naturellement comme étant l'aimant. Mais là où *Le Banquet* apporte du nouveau, c'est que cette laideur s'avère ne pas être un obstacle à l'amour : c'est la raison pour laquelle le transfert (et l'amour) peuvent être une objection à l'intersubjectivité, ainsi qu'à toute « relation d'objet » car ce ne sont pas les propriétés intrinsèques de l'objet qui déterminent l'amour et le désir – au contraire, rien n'est moins naturel que d'aimer Socrate ! Lacan ira encore plus loin quand, dans l'un de ses séminaires, il affirme qu'il n'est pas bon d'être beau lorsqu'on est psychanalyste. Dans le séminaire sur le transfert, il est même catégorique : « L'analyse est la seule praxis où le charme soit un inconvénient. »

La situation analytique est une situation artificielle (« c'est la situation la plus fausse qui soit »), surtout parce qu'elle naît de la rencontre analytique qui est à l'opposé de l'amour sexuel « précarisé », caractéristique de nos sociétés et que Freud nomme « le rabaissement de la vie amoureuse ». Ce rabaissement est proscrit dans la situation analytique, ce qui fait que la sexualité, comprise comme « échange sexuel » entre partenaires, est proscrite. Lacan pointe cette question ainsi :

> « Rompant avec la tradition qui consiste à abstraire, à neutraliser, et à vider de tout son sens ce qui peut être en cause dans le fond de la relation analytique,

> j'entends partir de l'extrême de ce que suppose le fait de s'isoler avec un autre pour lui apprendre quoi ? – ce qui lui manque[6]. »

Le Banquet nous parle de ce manque, en passant des lieux communs, des dires sur l'amour aux points d'achoppement de ces dires rencontrés par Agathon et Alcibiade : le premier échoue dans la parole, le deuxième échoue dans ses actes.

Nous avons déjà évoqué les personnages qui composent *Le Banquet* et l'importance capitale des trois derniers. Ajoutons à cela l'importance aussi décisive qu'est l'entrée en scène d'Alcibiade (car il transgresse toutes les règles du banquet), et l'échange qui le confronte à Socrate. Lacan tire profit de cette irruption d'Alcibiade et considère qu'elle ressemble à un compte rendu de séances psychanalytiques. En effet, au milieu des discours sur l'amour apparaît un exemple vivant de l'amour : à savoir le couple de l'aimant et de l'aimé constitué par Socrate et Alcibiade. On passe ainsi à une autre dimension des dires sur l'amour, bien différente de celle dont nous avions été témoins pendant les discours des autres orateurs. Comment Lacan caractérise-t-il l'aimé et l'aimant ? Voici à nouveau les formules : l'aimant est celui qui désire (et à qui il manque quelque chose) ; l'aimé, par contre, est celui qui peut combler l'aimant. Mais précisons ceci : le désir de l'aimant, comme tout désir, est « désir d'autre chose » que l'objet désiré (l'aimé, en l'occurrence) – ce dernier ne pouvant être qu'inadéquat. Selon Lacan, *Le Banquet* est la mise à nu de cette disjonction entre le désir d'autre chose et l'objet du désir qui est, par définition, inadéquat. Ce phénomène doit nous servir à comprendre ce qui se passe dans le transfert : d'une part, il y a bel et bien une « répétition » du désir – le transfert peut être conçu comme un phénomène presque automatique, – mais dans le même temps, ce n'est pas l'objet du désir qui saurait « causer » cet amour, cette répétition – inadéquation de l'objet.

Dans *Le Banquet*, on décèle deux manières différentes de se leurrer sur l'amour, en même temps qu'on entrevoit une forme de réveil possible quant au désir. *Le Banquet* nous laisse entrevoir ce qui sera la position éthique fondamentale de la psychanalyse comme pratique. Pour le dire d'un mot, avec le couple de l'aimé et de l'aimant, nous assistons aussi à l'invention de deux types de personnages fort distincts : l'homme du plaisir et l'homme du désir. L'homme du plaisir interpellerait l'homme du désir par ces mots : « Pourquoi te donnes-tu autant de peine ? » – À quoi le second lui répondrait : « Ton plaisir m'ennuie. » C'est ainsi que l'on trouverait chez Lacan, à côté de la « métaphore de l'amour », par où l'aimé devient aimant, une « deuxième métaphore de l'amour[7] », implicite, sous-jacente, où c'est l'*érastès* qui, tout en manifestant un désir sans limites – puisque c'est un désir qui ne saurait se contenter du pauvre érôménos de service, – devient lui-même une sorte d'*érôménos*, d'objet désirable, provocant le désir

6. *Le transfert*, p. 25.
7. MILLER J.-A., « Les deux métaphores de l'amour », *La Cause Freudienne*, n° 18, juin 1991, p. 219.

chez l'aimé qui, par cette opération, devient à son tour un aimant. C'est ainsi que Socrate, par le pouvoir qu'il a de faire déplacer les discours et de rectifier les positions subjectives de ses érôménos et ses interlocuteurs, devient l'antécédent nécessaire du psychanalyste. Et pour reprendre Borges, on peut même affirmer que le psychanalyste est devenu le précurseur du Socrate que l'on connaît.

Première partie

L'amour n'est pas réciproque

Chapitre 1

PHÈDRE ET LA DÉFENSE DES AIMÉS

Le discours de Phèdre, par la place liminaire qu'il tient dans *Le Banquet* se présente comme un *incipit* qui pose le décor du dialogue tout en annonçant ses enjeux principaux : en effet, dès les premières lignes, le dialogue pose en protagonistes l'aimé (*érôménos*) et l'aimant (*érastès*) tels que Lacan les conçoit et qui vont lui servir à délimiter ce qu'il appelle la « métaphore de l'amour », à savoir le passage, le changement par lequel l'aimé devient l'aimant. C'est Eryximaque, le médecin, qui définit l'ordre des discours :

> « Il faut, en effet, c'est mon opinion, que chacun de nous prononce un éloge de l'Amour, et, en suivant l'ordre vers la droite, le plus bel éloge dont il sera capable ; et il faut que Phèdre soit le premier à commencer, puisqu'aussi bien il occupe la première place, et qu'il est en même temps le père du sujet » (177 d-e[1]).

Comme l'indique Lacan, il est singulier que ce soit lui le πατὴρ τοῦ λόγου le père du discours, c'est-à-dire du thème choisi : alors qu'on s'attendrait à ce que le premier éloge revienne à l'aimant, à celui qui est habité et inspiré par Eros, c'est Phèdre, un aimé, qui tient ce rôle.

Le premier à parler sera donc Phèdre et le dernier Socrate. Si nous considérons que Phèdre est, par définition, l'aimé et que Socrate, est perçu comme un aimant, les discours évoluent de l'aimé vers l'aimant : l'ordre de succession des prises de parole va de gauche à droite, de telle sorte que tout le dialogue semble être une progression qui va dans le sens de la « métaphore de l'amour ». Par ailleurs, toute une série de termes et de paradoxes qui font l'intérêt du *Banquet* sont déjà énoncés dans le discours de Phèdre, et Lacan est loin de l'ignorer.

Le Banquet commence par une série d'oppositions plutôt paradoxales. En effet, le dialogue débute par la rencontre, peu avant l'arrivée à la maison d'Agathon, entre Socrate et l'un de ses admirateurs, Aristodème. Or, c'est Socrate qui, contrairement à son habitude, apparaît « beau, propre et chaussé », alors que c'est Aristodème qui marche pieds nus et qui n'était pas beau parce qu'il

1. *Le Banquet*, p. 96.

était petit[2]. L'opposition beau/laid se fait, pour une fois, au profit de Socrate. Cela aura toute son importance lors de l'entrée en scène d'Alcibiade : Socrate apparaîtra subitement comme l'aimé d'Alcibiade alors que celui-ci deviendra l'amant. Cette opposition entre le beau et le laid fonde la distinction entre aimés et aimants, c'est-à-dire deux groupes d'âges précis, avec tout ce que cela implique des rôles à jouer quant à l'amour. D'une certaine manière, c'est Aristodème, lui qui est laid, petit, marchant pieds nus, lui qui n'est même pas invité au banquet, qui nous rappellera Eros et notamment sa mère Pénia, celle qui incarne la pauvreté même.

Ces rapports, parfois paradoxaux, ne sont pas de peu d'importance lorsqu'on approche le discours de Phèdre. Là aussi nous voyons émerger subitement toute une série d'oppositions entre Phèdre et le personnage même de Socrate. Comme le signale Léo Strauss, Phèdre est « jeune, beau et modeste », alors que Socrate est traditionnellement, et malgré la comparaison faite à l'instant avec Aristodème, « vieux, laid et insolent[3] ». Nous verrons aussi par la suite que l'insolence de Socrate, son *hubris*, est un élément clé de ce dialogue.

Phèdre propose de faire l'éloge de l'amour, face à un Socrate qui assurera « ne rien savoir d'autre que ce qui a trait à l'amour » (177 d-e). Le premier point abordé par ce premier discours propose que l'amour est un *megas théos*, mais il est également précisé que l'amour est πρεσβύτατον εἶναι τὸν θεὸν : « Tout ce qu'il y a de plus ancien comme divinité » (178 b). Phèdre fait appel à différentes sources historiques, notamment à *La Théogonie* d'Hésiode[4] ainsi qu'au poème de Parménide (fragment XIII[5]). Mais les deux sources divergent : alors qu'Hésiode considère qu'Eros est né après Gaia, le poème de Parménide l'évoque comme le premier des dieux. Ce qui incidemment sera réfuté par Socrate qui, au travers du récit de Diotime, affirmera qu'Eros n'est pas un dieu mais plutôt un démon, fils d'un dieu (Poros) et d'une mortelle (Pénia).

Mais pourquoi Platon fait-il de l'amour le plus ancien et le premier des dieux ? Parce qu'il incarne un bien suprême et ce qui est vieux est bon. Nous avons là l'un des « axiomes » principaux de la pensée de Platon, à savoir la prééminence du Bien. C'est ce Bien comme fin ultime qui permettra à Phèdre d'introduire cette paire qui traverse tout le dialogue, à savoir celle de l'aimant et l'aimé.

Au premier abord, il y a bel et bien correspondance entre l'aimé et l'aimant :

> « Ainsi, moi, je ne puis soutenir qu'il y ait un bien supérieur, dès la jeunesse, à celui d'avoir un bon amant, et de même pour l'amant à l'égard de ses amours ! » (178 c).

2. BRISSON, « Introduction », *Le Banquet*, p. 16.
3. STRAUSS L., *Sur Le Banquet*, Paris, L'éclat, 2006, p. 60. Remarquons par ailleurs que dans le dialogue de Platon « Phèdre », celui-ci se présente comme le bien-aimé et Socrate comme l'*érastès*.
4. *La Théogonie*, verset 120.
5. Il évoque aussi celle de l'historien Acousilaos : cf. BRISSON, *Le Banquet*, n° 103, p. 188.

Il est certainement important qu'il soit le dieu le plus ancien et donc le plus puissant. Tout ce qui concerne l'amour, comme le signale Lacan, acquiert une sorte de dignité. C'est ainsi que les effets de l'amour produisent chez celui qu'il habite une sorte de vertu qui le fait tendre vers le Bien suprême :

> « Ce qui doit en effet guider toute la vie des hommes, de ceux à qui il appartiendra d'avoir une belle vie, c'est un principe que ni la parenté n'est à même de nous inculquer avec une égale excellence, ni les dignités ni la richesse ni rien d'autre, en comparaison de l'amour » (178 c-d).

Autrement dit, une « belle vie » ne se transmet pas de père en fils, ni par le biais des richesses : il faut encore autre chose, voilà le principe. Cette autre chose est une vertu, l'amour, qui tend au Bien.

La honte

Mais Phèdre poursuit :

> « Et maintenant je demande : quel est ce principe ? C'est qu'aux vilaines actions s'attache le déshonneur ; aux belles, d'autre part, le désir d'estime » (178 d).

Signalons ceci : Lacan suit, comme nous, la traduction de Léon Robin. Celui-ci traduit αἰσχρὸς par « déshonneur », ce que Luc Brisson traduit par « honte[6] ». En effet, αἰσχρὸς signifie « honte, infamie », au pluriel « actions honteuses[7] », ce qui n'est pas sans intérêt pour notre propos. Le sentiment de honte qui apparaît dès le début dans le discours de Phèdre est un terme clé car, comme nous le verrons, il revient vers la fin du dialogue, avec l'intervention d'Alcibiade. Lacan en fait particulièrement cas, ce qui nous pousse à croire qu'il se serait arrêté sur ces lignes s'il avait eu sous la main une autre traduction du texte.

À suivre Phèdre donc, la honte fonctionne chez l'amoureux exactement comme une vertu. Ou, plus exactement, même quand une vertu aussi valorisée chez les Grecs que l'honneur fait défaut, le sentiment de honte de l'amant face à l'aimé permet d'y suppléer. Pour Phèdre, ce sentiment de honte est présent aussi bien chez l'aimant que chez l'aimé (178 d – 179 a).

Phèdre, que Lacan décrit comme un hypocondriaque[8], est le personnage principal du dialogue homonyme de Platon. Il n'est pas sans intérêt de souligner

6. « Eh bien, ce principe directeur quel est-il, je le demande ? La honte » (178 d), traduit Brisson.
7. BAILLY A., *Dictionnaire Grec-français*, Hachette, 2000.
8. Comme l'indique aussi Brisson : « Phèdre semble très préoccupé par sa santé (176 d, 223 b). Il est l'ami d'un médecin, Eryximaque (177 a-e ; *Phèdre*, 268 a), [...] aussi est-il naturel qu'il connaisse la doctrine d'Hippocrate (*Phèdre*, 270 c). Si, au début du *Phèdre*, il rencontre Socrate, c'est que, sur les conseils d'Acoumène, il se promène, pour des raisons médicales, par les grands chemins (227 a) ; le fait qu'il soit pieds nus (229 a) s'explique peut-être aussi par une prescription médicale. Il craint la chaleur excessive. Il connaît les coins où il y a de l'ombre (229 a-b) et il ne veut pas se remettre en route avant que la chaleur ne se soit apaisée (242 a, 279 b) », « Introduction », p. 20-21.

que toute l'asymétrie qui caractérise le couple de l'aimé et l'aimant, point capital du *Banquet*, est annulée dans le dialogue *Phèdre*[9]. Phèdre est celui pour qui l'aimé et l'aimant sont sur pied d'égalité. Cela pose toute une série de problèmes et notamment fait supposer que la réciprocité entre les deux (l'aimant et l'aimé) coule de source. Alors que, curieusement, c'est une asymétrie foncière à l'intérieur même de l'aimé, de celui qui est en principe l'aimé, qui permettra à Lacan d'avancer ce qu'il appelle sa « formule » de l'amour, à savoir que l'aimé devient aimant.

Phèdre déclare : « La honte c'est le sentiment qu'éveille aussi bien chez l'aimé que chez l'aimant le regard de l'autre (aimé ou aimant). » C'est ainsi qu'il imagine une armée d'hommes, des aimés et des aimants, qui serait imbattable, puisqu'elle serait toujours sous le regard de l'autre :

> « Oui, pour un homme qui aime, être vu de ses amours, ou lâchant le rang, ou jetant ses armes, serait sans nul doute plus intolérable que de le faire sous les yeux du reste de l'armée[10] » (179 a-b).

L'amour supplée le courage, Phèdre le dit explicitement :

> « Il n'y a pas d'homme si lâche que l'Amour lui-même ne rende, pour le courage, possédé du dieu, et pareil au plus vaillant par nature » (179 a-b).

Le sentiment d'Eros est équivalent à la vertu, au courage, à la bravoure, mais ils ne se confondent pas pour autant : le courage éveillé par Eros et le courage « par nature » sont différents. Mais la question qui nous intéresse, en suivant Lacan, est celle-ci : le sentiment de honte, qui pousse au courage, est-il le même chez l'amant que chez l'aimé ? Sont-ils en parfaite symétrie quant à cette valeur ? N'y a-t-il pas de différence entre l'aimé et l'amant, point de départ du dialogue ? Léo Strauss, quant à lui, tranche dans le vif : le sentiment de honte est un sentiment qui appartient uniquement à l'aimant. C'est l'aimant qui apparaît comme désirant, prêt à aller loin, à se sacrifier, et non l'aimé[11]. Sur ce point, nous pensons que Lacan aurait été parfaitement d'accord avec lui, et nous verrons pourquoi.

LE SACRIFICE

On passe ainsi à un autre aspect qui, lui non plus, ne se confond pas avec la honte : le courage de « mourir pour autrui ». C'est à cet autre niveau que

9. Selon l'avis de Claude Calame (communication personnelle).
10. Remarquons que Xenophon lui aussi évoque une telle armée (*Le Banquet*, Livre VIII, p. 32-34). À ce propos, voir aussi SERGENT B., *Homosexualité et initiation*, Paris, Payot, 1984, p. 296.
11. « Eros engendre par conséquent le sens de la honte [...] comment cela se manifeste-t-il ? Sur quel cas le prouve-t-il ? Dans le cas de l'amoureux, du bien-aimé, ou des deux ? Dans celui de l'amoureux. Rendons donc la thèse plus précise : Eros engendre un sentiment de honte chez l'amoureux, qui fait de lui un homme courageux. Tel est ce que souligne le discours », *Sur Le Banquet*, p. 63.

se situe une vraie dissymétrie pour Phèdre – contrairement à la honte pour laquelle il affirme qu'elle est présente aussi bien chez l'aimé que chez l'amant. Voici le paragraphe qui nous semble déterminant quant à cette distinction entre l'aimant et l'aimé :

> « Ainsi, c'est bien simple : ce que disait Homère de la bravoure que souffle la divinité au cœur de quelques hEros, voilà ce qu'aux amants donne l'Amour, comme un don qui vient de lui-même. [...] Allons plus loin : mourir pour autrui, ceux-là seuls le veulent, qui aiment ; et non seulement les hommes, mais même les femmes » (179 b-c).

Nous apercevons d'emblée que la thématique a changé : il ne s'agit plus de la honte, sentiment éprouvé, selon Phèdre, aussi bien par les aimés que par les aimants ; il est maintenant question de mourir pour autrui indépendamment de tout regard, de toute réciprocité, voilà ce qu'accorde Eros « aux amants », et non seulement aux hommes mais aussi (et surtout ?) aux femmes. Ce détail n'échappe naturellement pas à Lacan[12].

De quoi s'agit-il ? Voici le texte de Platon :

> « Allons plus loin : mourir pour autrui, *ceux-là seuls le veulent, qui aiment* ; et non pas seulement les hommes, mais même les femmes[13]. Et de cette abnégation, c'est même la fille de Pélias, Alceste, qui en fournit une preuve, assez puissante pour défendre à la face des Grecs la présente assertion : cette Alceste qui seule a voulu prendre dans la mort la place de son mari » (179 b-c, nous soulignons).

En effet, le roi Admète est appelé par la mort, et Alceste, sa jeune femme, meurt à sa place. Les dieux sont tellement touchés par ce geste, qu'ils la rendront à la vie. Cet acte d'Alceste, est mis en rapport par Lacan avec le sacrifice.

C'est en rapport avec cette « abnégation » (ce terme très connoté qu'utilise Robin, n'est pas repris par Luc Brisson), que Lacan opère une distinction entre la « métaphore de l'amour » et le sacrifice. En effet, il y a une différence nette entre l'objet de l'amour (« en tant que le recouvrent nos fantasmes ») et ce que Lacan nomme « l'être de l'autre, pour autant que l'amour s'interroge pour savoir s'il peut l'atteindre[14] ». Comme le signale Lacan dans son séminaire, c'est l'être de l'autre que vise Alceste quand elle se substitue à son mari dans la mort. Elle ne vise pas l'objet d'amour mais autre chose : elle s'adresse précisément « au point le plus cruel de l'objet[15] », un au-delà de l'objet qui ne se confond pas avec l'objet narcissique, mais qui le constitue comme tel. Si cette affirma-

12. « Dans un discours où il s'agit essentiellement de l'amour masculin, voilà qui peut paraître remarquable, et qui vaut bien que nous le retenions », *Le Transfert*, p. 61.
13. Καὶ μὴν ὑπεραποθνῄσκειν γε μόνοι ἐθέλουσιν οἱ ἐρῶντες, οὐ μόνον ὅτι ἄνδρες, ἀλλὰ καὶ αἱ γυναῖκες, (179 b 4-5).
14. *Le transfert*, p. 61. Nous savons que cette question sera reprise dans le séminaire « Encore », cf. LACAN J., *Le séminaire*, Livre XX, *Encore*, Paris, Le Seuil, 1975.
15. « Le désir s'y présentifie de la perte imagée au point le plus cruel de l'objet », *Les quatre concepts fondamentaux de la psychanalyse*, Paris, Le Seuil, 1973, p. 58.

tion de Lacan est vraie, alors Alceste ne meurt pas « pour autrui » (son mari Admète), mais pour autre chose, pour une cause plus ultime, qui ne se confond pas avec Admète. C'est dans le séminaire *Les quatre concepts fondamentaux de la psychanalyse* que Lacan utilisera le qualificatif d'« obscur[16] » quand il traite du sacrifice : la « cause » reste obscure, le « motif » reste toujours opaque, notamment pour celui qui devient l'agent du sacrifice. En tout état de cause, nous pouvons nous aventurer à affirmer que, pour Lacan, l'amour pour Admète n'est qu'un prétexte, même et surtout parce que son geste relève du sacrifice. Autrement dit, l'exemple d'Alceste montre autre chose que la « formule » de l'amour proposée par Lacan (« l'aimé devient l'aimant »), il montre autre chose que la « substitution », que la « métaphore de l'amour[17] ». Lacan le précise dans son séminaire, avec la distinction qu'il repère entre les deux termes grecs : ὑπεραποθνῄσκειν et ἐπαποθανεῖν[18]. Selon lui, cette distinction sous-tend la différence qu'il y a entre les différents héros auxquels Phèdre fait référence dans son discours : Alceste et Orphée d'un côté, et Achille de l'autre. Alors qu'Alceste, *se met à la place d'Admète* (ὑπεραποθνῄσκειν[19]), Achille *suit* Patrocle dans la mort (ἐπαποθανεῖν[20]). Ainsi, selon Phèdre, les deux héros Alceste et Achille sont loués et récompensés par les dieux, alors qu'Orphée n'est pas jugé digne ; mais pour Lacan, la différence fondamentale oppose Alceste et Achille : la première se soumet au sacrifice, sacrifice « obscur » et sans doute sans rapport avec l'objet (Admète), tandis que seul Achille accomplit une transformation subjective opérée par l'amour. Remarquons que Lacan s'étonne du fait que certains auteurs aient pu penser que Patrocle fût l'aimé et non l'érastès : nous choisirons la « version » de Platon, où il nous semble évident qu'Achille est l'aimé, et qu'il devient l'aimant[21].

La métaphore de l'amour et son contraire

À l'instar de Médée et de Madeleine Rondeau[22], Alceste s'adresse à un au-delà de l'objet d'amour, à l'« être de l'autre », un au-delà de l'objet narcissique, mais cela ne nous sert pas à comprendre la métaphore de l'amour : c'en est presque d'ailleurs une « anti-métaphore de l'amour ». Car qu'est-ce que « l'être de l'autre » sinon notre propre être ? Lacan le désigne ainsi : « Or cet être [de l'autre] c'est tout de même lui que vous tentez de joindre par les chemins de

16. Lacan J., *Les quatre concepts fondamentaux de la psychanalyse*, Paris, Le Seuil, p. 247.
17. « La substitution, la métaphore, dont je vous parlais tout à l'heure est ici réalisée au sens littéral », *Le transfert*, p. 61.
18. *Le Transfert*, p. 61-62.
19. Littéralement « mourir de la main de quelqu'un ».
20. Selon Bailly επαποτυησκω signifie littéralement « mourir tout de suite après ».
21. Sur cette discussion, cf. notamment Sergent, *Homosexualité et initiation*, p. 287-295.
22. Lacan J., « La Jeunesse de Gide », *Écrits*, Paris, Le Seuil, 1966.

votre désir. Seulement, cet être-là, c'est le vôtre[23]. » En effet, si l'amour se caractérise par le fait d'attribuer à l'autre plus qu'il n'est, ce « plus » n'est ajouté que par l'amant, ce qui fera dire à Lacan « ce qui manque à l'un, n'est pas ce qu'il y a, caché, dans l'autre[24] », de là le malentendu. Mais le malentendu serait la chose du monde la mieux partagée, on n'a donc pas besoin de sacrifice, de passage à l'acte. Les voies du désir ne sont autres que les voies du signifiant, à travers lesquelles l'aimé deviendra aimant, par exemple. Or, avec le cas d'Alceste nous sommes dans ce qui court-circuite le signifiant.

À ce propos, il faudra peut-être s'intéresser à tout ce que Lacan développera par la suite sous le nom d'« objet a ». Prenons un exemple. Lorsqu'il étudie le cas de « la jeune homosexuelle[25] » analysé par Freud, Lacan interprète son passage à l'acte suicidaire suite à la menace de rupture de son amie, et le qualifie comme une sorte d'identification du sujet à l'objet visé dans l'autre, cet « être de l'autre », qui échappe à proprement parler à toute dialectique signifiante. En passant à l'acte – elle se jette depuis un petit pont – et même si Freud met ce geste en rapport avec une détermination inconsciente[26], la jeune patiente se transforme elle-même en cet objet identifié au plus intime de l'être de l'autre, à ce que le sujet lui-même obture chez l'autre, quand cet autre (son père, son amie) ne lui permet plus de satisfaire quelque chose de son désir inconscient[27]. Donc nous ne sommes plus dans la substitution signifiante. On pourrait dire que la jeune homosexuelle ὑπεραποθνῄσκεις, risque de mourir pour cet être qu'elle cherche en son amie.

Alceste, notre « jeune hétérosexuelle », ne nous permet pas de comprendre la nouveauté que Lacan veut introduire dans ce séminaire, la « métaphore de l'amour », par où l'aimé, qui, jusqu'à présent était confortablement installé dans sa position d'aimé, bascule vers la position d'amant, celui à qui il manque quelque chose que l'aimé est censé incarner. Nous nous permettrons à ce propos une petite digression : Luc Brisson suggère que le discours de Phèdre (180 b) laisserait entendre qu'Admète était vraiment amoureux d'Alceste, et que celle-ci ne l'a jamais été d'Admète (parce qu'elle a toujours été son aimée[28]) : nous ne sommes pas sûr d'être d'accord avec cette interprétation, au sens où le propos de Phèdre nous semble dire exactement le contraire[29]. Mais même si la remarque de

23. *Le Transfert*, p. 50.
24. *Le Transfert*, p. 53.
25. FREUD S., « Sur la psychogenèse d'un cas d'homosexualité féminine », *Psychose, Névrose, perversion*, Paris, PUF, 1973.
26. Le fantasme inconscient de « tomber » enceinte.
27. LACAN J., *Le séminaire*, Livre X, *L'angoisse*, Paris, Le Seuil, 2004, p. 130.
28. BRISSON, p. 190, n° 115 (ajoutons que cette affirmation semble être une erreur, comme nous l'a confié l'auteur).
29. Voici le propos de Phèdre, traduit par Brisson dans *Le Banquet*, p. 100 : « S'il est vrai que les dieux honorent au plus haut (180 b) point la valeur qu'Eros inspire, ils admirent, estiment et récompensent encore plus le sentiment de l'aimé pour l'aimant que celui de l'aimant pour l'aimé. [...] Voilà bien pourquoi les dieux ont accordé plus d'honneur à Achille qu'à Alceste. » À tout

Brisson était exacte (Alceste serait l'aimée et non l'aimante), autant pour nous ! Ceci prouverait que, même en mourant pour Admète, elle n'est jamais devenue son amante, au sens où rien dans son désir, dans sa « position subjective » quant à l'amour, n'aurait été changé. Alceste n'est définitivement pas un bon exemple de « métaphore de l'amour ». Si l'on reconnaît, avec Phèdre, que le courage, quand il s'agit de l'amour, concerne aussi les femmes, on pourrait supposer que pour Lacan, quand il s'agit de l'amour, il concerne « surtout les femmes ». Mais si ce courage concerne les femmes, c'est à condition qu'elles deviennent des « amoureuses » et qu'elles ne restent pas seulement des aimées. On pourrait dire plus : le courage est certes présent quand, tout en restant des aimées, les femmes se comportent en aimantes (*érastès*), comme c'est le cas d'Alceste[30]. Mais cela ne répond pas encore aux critères lacaniens de la « métaphore de l'amour ». Pourquoi ?

Résumons ce qui vient d'être dit :

1. Selon nous, dans 180 b, Phèdre soutient qu'Alceste est l'aimante (*érastès*).

2. Selon Lacan aussi, elle est l'aimante.

3. Brisson suppose qu'elle est nécessairement l'aimée, puisqu'elle est une femme (une femme ayant nécessairement la place de l'aimée, le rôle passif).

4. Mais, selon notre lecture, qui suit celle de Lacan, dans le cas d'Alceste il n'y a pas à proprement parler de « métaphore de l'amour », comme dans le cas d'Achille. Ou, comme le soutient Lacan, « la métaphore [...] est ici réalisée au sens littéral », massivement, ce qui prouverait que ce n'est pas une métaphore.

5. Le point précédent nous pousse à en déduire qu'Alceste n'est jamais devenue amante, si devenir *érastès* implique se soumettre à la métaphore de l'amour : donc elle est restée l'aimée, malgré son sacrifice.

6. Même si le commentaire de Brisson contredit à la fois le texte (180 b) et le propos de Lacan, nous pensons que malgré son inexactitude, il dit quelque chose de juste : Alceste meurt en étant l'aimée (*érôménos*), et non l'amante (*érastès*). La métaphore de l'amour n'est pas accomplie.

Dans son discours, Phèdre évoque aussi le cas d'Orphée, qui retiendra l'attention de Lacan, même si cet exemple ne mérite que le mépris de Phèdre dans la mesure où Orphée ne fait pas preuve de courage. Voici ce que nous dit Phèdre :

> « En revanche Orphée, fils d'Oeagre, ils l'ont chassé de l'*Hadès* sans qu'il eût rien obtenu (car, s'ils lui montrèrent un fantôme de la femme pour laquelle il y était venu, ils ne la lui donnèrent pas en personne) » (179 d-e).

Pourquoi cet exemple attire-t-il l'attention de Lacan ? Parce qu'il y voit un échantillon de ce qu'il a pu articuler autour de l'être de l'autre et de son image

prendre, on devrait en déduire que les dieux récompensent Alceste en tant qu'aimante, et non en tant qu'aimée – donc contrairement à l'avis de Brisson.

30. Rappelons que, inversement, à la fin du *Timée* (90 e 6-7), le manque de courage peut transformer un homme en femme.

– l'autre, nous l'avons déjà dit, « en tant que le recouvrent nos fantasmes ». Orphée ne ferait preuve ni du sacrifice ni de la mutation subjective à laquelle nous pousse l'amour, parce qu'il s'est arrêté au fantasme, à l'image de l'autre, alors qu'il aurait pu viser son être, autre chose que l'objet du désir au nom de quoi il se serait sacrifié – comme dans le cas d'Alceste –, ou au nom de quoi il aurait pu réaliser la « métaphore de l'amour » – comme dans le cas d'Achille. Lacan précise :

> « Les dieux ne lui ont pas montré une vraie femme, mais un fantôme de femme. Cela fait suffisamment écho à ce par quoi j'ai introduit tout à l'heure mon discours concernant le rapport à l'autre, à savoir la différence qu'il y a entre l'objet de notre amour en tant que le recouvrent nos fantasmes, et l'être de l'autre, pour autant que l'amour s'interroge pour savoir s'il peut l'atteindre[31]. »

Résumons ceci tout en étant conscient de notre schématisme : Orphée s'arrête à l'image de l'autre, Alceste n'en veut rien savoir et ne vise que son être (et non son image), quant à Achille, nous le verrons, il change de position subjective, en devenant l'aimant, mutation qui suppose une certaine déflation de l'objet de l'amour et responsabilise l'aimé devenu maintenant l'aimant.

Lacan dit ne pas savoir pourquoi Phèdre et Platon en veulent à Orphée. Les propos de Phèdre nous fournissent une esquisse de réponse : pourquoi les dieux ne lui ont-ils pas rendu la femme qu'il était venu chercher ? Réponse de Phèdre : parce qu'« il leur parut avoir l'âme faible, chose assez naturelle chez un joueur de cithare[32] », selon la traduction de Robin. Mais voici la traduction de Brisson :

> « En effet, les dieux considéraient Orphée comme un efféminé, étant donné qu'il chantait des poèmes en s'accompagnant d'une cithare ; ils estimaient que, au lieu d'avoir, sous l'impulsion d'Eros, le courage de mourir comme Alceste, il avait eu recours à un artifice pour pénétrer vivant chez Hadès[33] » (179 d-e).

Autrement dit, il n'a pas osé mourir et il a voulu leurrer les dieux. Comment ? Par l'artifice propre aux poètes. N'oublions pas que le *Banquet* est la démonstration selon laquelle la seule manière de traiter de l'amour, c'est par l'intermédiaire de la philosophie, et non de la poésie[34]. Si *Le Banquet* est le seul dialogue où le poète Aristophane apparaît comme protagoniste, ce n'est certainement pas pour lui rendre la vie facile : on sait qu'il aurait contribué, parmi d'autres, au jugement et à la condamnation de Socrate. Bref : là où seul le philosophe peut aimer d'un « amour philosophique[35] », les poètes ne peuvent que leurrer, inventer des artifices au moment de manifester leur savoir sur l'amour.

31. *Le Transfert*, p. 61.
32. ROBIN, p. 13 (179 d-e).
33. BRISSON, p. 99.
34. « La lutte de Socrate avec la poésie est *Le Banquet*. C'est là la première raison pour laquelle le Banquet a une importance spéciale », *Sur le Banquet*, p. 19.
35. « Aucune âme ne revient en effet au point d'où elle est partie [...] à moins pourtant qu'elle n'ait professé pour la sagesse un culte sincère ou aimé les jeunes gens d'un amour philosophique », ROBIN L., *La théorie platonicienne de l'amour*, Paris, PUF, 1964, p. 28.

L'AIMÉ DEVIENT AIMANT

Abordons maintenant le troisième et dernier exemple donné par Phèdre, car c'est celui qui a retenu l'attention de Lacan, et qui lui permettra d'articuler sa fameuse « métaphore de l'amour ». En effet, Achille, l'aimé de Patrocle, se sacrifie pour son amant.

> « Au contraire [d'Orphée] ils [les dieux] ont traité avec honneur Achille, le fils de Thétis, et l'ont envoyé aux Iles des Bienheureux : c'est que, malgré l'avertissement de sa mère, qu'il mourrait s'il tuait Hector et que, s'il s'abstenait de le tuer, il reviendrait vers son pays pour y finir ses jours dans la vieillesse, il a choisi courageusement de secourir Patrocle, son amant, de le venger aussi ; et de la sorte, non seulement de mourir pour lui, mais encore, en mourant, de le suivre dans son trépas » (179 e – 180[36]).

On l'a déjà dit : Achille suit Patrocle dans la mort. Comme le souligne Lacan, « Achille aurait eu le choix[37] », il aurait pu rester en vie. Mais c'est en se substituant à « cet autre lui-même », qu'il quitte sa place d'aimé pour devenir désirant. Et c'est cela qui intéresse Lacan : il ne s'agit donc pas de « mourir à la place de », comme c'est le cas d'Alceste car, ce faisant, elle se prive de son aimant Admète, le perdant pour toujours. Dans le cas d'Achille, Thétis, sa mère, lui avait déjà parlé de deux destins (« deux destins vont m'emporter vers la mort ») et c'est ce qui permet à Lacan de parler d'un choix : « Le choix de la *Moïra*, du destin, a la même valeur que la substitution d'être à être[38]. »

Que nous reste-t-il de cette observation ? L'importance des rôles distincts que sont ceux de l'aimé (Achille) et de l'aimant (Patrocle) qui, comme le remarque Lacan, ne doivent pas être confondus : même Phèdre, dans son discours, met l'accent sur une éventuelle confusion des rôles (« Or Eschyle radote quand il fait d'Achille l'amant de Patrocle ») et résume les choses en rappelant qu'Achille était plus beau et imberbe – alors que Patrocle était peut-être de dix ans son ainé. L'asymétrie inhérente au rapport amoureux est conservée. Et que fait-il de l'aimé, l'*érôménos* ? À Lacan de répondre :

> « Ce que les dieux trouvent sublime, plus merveilleux que tout, c'est quand l'aimé se comporte comme on attendait que se comportât l'amant. Sur ce point, l'exemple d'Alceste s'oppose strictement à l'exemple d'Achille[39]. »

Arrêtons nous un instant sur ce que nous dévoile Lacan : Achille s'oppose strictement à Alceste parce que celle-là était dans la position d'*érastès* (voir

36. *L'Iliade*, chant XVIII, p. 62-97 : « Ma mère, tout cela, le dieu de l'Olympe l'a bien achevé pour moi. Mais quel plaisir en ai-je, maintenant qu'est mort mon ami Patrocle, celui de mes amis que je prisais le plus, mon autre moi-même ? »
37. *L'Iliade*, chant IX, p. 387-424.
38. *Le transfert*, p. 62.
39. *Le transfert*, p. 63.

le point de discussion avec l'interprétation de Brisson), alors qu'Achille était l'aimé (*érôménos*) et que devenant aimant (*érastès*), « son sacrifice est beaucoup plus admirable ». Si Achille est l'opposé strict d'Alceste c'est parce que celle-ci assume, de par son sacrifice, une position d'objet : son geste confirme sa position subjective. Cela ne change donc en rien l'opération de Lacan qui consiste à démontrer qu'il y a, à un moment donné chez Achille, un passage, un « retournement », une « bascule », où « l'aimé se comporte comme un amant[40] ».

C'est ce renversement qui intéresse Lacan, et sur lequel tourne toute la première partie de ce séminaire sur le transfert. C'est pour cette raison qu'il donne un dernier exemple de « renversement », d'inversion paradoxale. Pour Lacan, le couple à étudier est celui d'Alceste-Admète. On suppose que dans un couple c'est du côté de l'amant que se trouve l'activité. Tout ce que nous avons rappelé concernant le couple de l'*érastès* et l'*érôménos* est là pour le démontrer. Pourtant, ici, c'est Alceste, la femme, qui a le rôle actif. Cette observation pourrait servir à comprendre la considération de Lacan sur Alceste comme étant l'amante : il ne s'agirait pas de soutenir que l'aimée devient amante – car c'est l'exemple d'Achille – mais de constater qu'Alceste, l'aimée (version Brisson) ou encore que la femme en tant qu'*érastès*, peut aussi avoir le rôle actif (version Lacan). Lacan essaie par là de se défaire de l'idée courante, que l'on retrouve surtout chez Freud, qui veut que le mâle soit actif et la femme soit celle qui a naturellement le rôle passif.

Tout le développement mené par Lacan à partir du discours de Phèdre prouve que c'est à partir d'un renversement des rôles, des positions subjectives, que l'amour se manifeste comme quelque chose de très peu naturel. C'est à partir d'une certaine inadéquation que l'amour apparaît comme métaphore, comme changement subjectif. C'est aussi la raison pour laquelle Lacan pourra dire un jour que l'amour est un signe de changement de discours – et nous verrons pourquoi.

40. *Le transfert*, p. 63.

Chapitre 2

PAUSANIAS ET L'AMOUR À SENS UNIQUE

> « Pensez à un jeune Athénien levant les yeux sur Périclès comme un homme d'une vertu remarquable, et qu'il puisse faire pour Périclès toutes sortes de choses qui ne seraient considérées comme convenables dans aucune autre relation humaine. »
> Léo Strauss, *Sur Le Banquet*.

Il est de bon usage, lorsque l'on commente l'un des discours du *Banquet*, de se référer au discours qui le précède : nous n'allons pas faillir à cette tradition. Phèdre avait décortiqué la relation de l'amant à l'aimé en y décelant une parfaite asymétrie entre les deux termes, due à la présence prépondérante d'Eros chez l'amoureux par rapport à l'aimé ; mais à l'inverse, et presque paradoxalement, il relevait que l'aimé, de par sa beauté et sa perfection idéalisée, a quelque chose d'un dieu : c'est son être qui éveille l'Eros chez l'amant. C'est d'ailleurs la définition du dieu Eros que tentera de donner Agathon, qui sera par ailleurs réfutée par Socrate, – aidé en cela par Diotime.

On pourrait ordonner la séquence qui va de Phèdre à Pausanias en fonction de leur « position énonciative » respective : le premier parle en tant qu'aimé et le second comme aimant. Voici ce que Strauss en déduit : « Je suggère cette explication : Phèdre regarde le phénomène de l'amour du point de vue de l'aimé, le bénéficiaire de l'amour des autres hommes[1] », et on pourra procéder de manière analogue concernant Pausanias. Cette explication, toute pertinente qu'elle soit, présenterait comme seul désavantage de rabattre et de vouloir justifier chacun des discours en fonction de l'énonciation ou de la position subjective du personnage qui l'énonce (et donc en détriment des énoncés). Certes, il est important que chaque personnage ait une place précise et, comme nous le savons, l'ordre des places avait aux yeux de Platon toute son importance. Mais parallèlement, tout le secret de la lecture de Lacan est de soutenir que l'on peut changer de discours sans pour autant changer de place ou, ce qui revient au même, que l'on peut changer de discours tout en restant le même personnage, tout en portant

1. *Sur Le Banquet*, p. 70.

le même masque : Achille, l'aimé, se comporte en aimant, de même qu'Alcibiade, le désirable, passe en position de « désirant » de Socrate, comme nous le verrons plus loin. Autant dire que ce que Lacan appelle « substitution » constitue la possibilité qu'on change de place sans changer de personnage. L'idée de Lacan selon laquelle aimer c'est changer de discours[2] prendra tout son sens lorsque nous analyserons les déclarations d'Alcibiade concernant son rapport à Socrate. Mais avant d'en arriver là, examinons de plus près le discours de Pausanias : ce dernier propose en quelque sorte d'échanger les places d'aimant et d'aimé, mais sans que cela implique un changement de position subjective : malgré les efforts de son argumentation pour instaurer une réciprocité, nous verrons que l'amour est toujours « à sens unique ». Oserons-nous contredire Lacan sur ce point, pour qui « l'amour est toujours réciproque[3] » ? Pausanias se chargera de le faire à notre place.

Les deux Eros

Le discours de Pausanias (180 c-185 c) est le plus long du dialogue après celui de Socrate. Il commence par réfuter Phèdre sur un point très précis : on nous enjoint de faire l'éloge d'Eros, mais de quel Eros parle-t-on ? Pausanias part d'un constat : il y a deux Aphrodites différentes, il y a donc deux Eros différents aussi. Deux Aphrodites : l'une céleste, et l'autre populaire ou « pandémique ». La première, qui est probablement la plus ancienne, est la fille d'Ouranos, dont le fils, Cronos, avait mutilé les bourses, faisant écumer la semence dans la mer : de ce mélange naissait Aphrodite. La deuxième Aphrodite, populaire ou pandémienne, est celle de la tradition homérique, fille de Zeus et de Diomè[4]. La première est « noble » ou céleste, la deuxième, on l'appelle populaire ou vulgaire (180 d-e). C'est ainsi que l'Eros né de la première sera noble, et engendrera l'amour entendu comme « vertu », alors que l'autre Eros, en rapport avec l'Aphrodite vulgaire, engendrera l'amour « des hommes de basse espèce » (181 b). L'Eros vulgaire a ceci de particulier qu'il concerne indistinctement aussi bien les hommes que les femmes, et plus le corps que l'âme :

> « Enfin, autant que faire se peut, à ceux qui ont le moins d'intelligence : ils ne regardent en effet qu'à la réalisation de l'acte » (181 b).

Au contraire, l'homme habité par l'Eros qui se rattache à l'Aphrodite uranienne, premièrement ne s'intéresse pas aux femelles mais aux mâles, « aux jeunes garçons » et, deuxièmement, en tant qu'il se réclame de cette Aphrodite « plus vieille », il est « exempt d'emportement » (ἔπειτα πρεσβυτέρας, ὕβρεως ἀμοίρου) – ce que Brisson traduit par « insolence » en référence à l'*hubris* (181 c). Et Pausanias de conclure :

2. *Encore*, p. 20.
3. *Encore*, p. 11.
4. Robin, *Notice*, n° 1, p. 18.

> « D'où vient précisément que le sexe mâle est l'objet vers lequel se tournent ceux qu'inspire cet Amour-là, et qu'ils chérissent ainsi le sexe dont par nature la vigueur est plus grande et l'intelligence supérieure » (181 c).

Ainsi, contrairement à ce que Phèdre suggérait dans son discours, l'Eros attiré vers l'objet uniquement sexuel ne peut en aucun cas être à l'origine d'une vertu et encore moins suppléer le manque « naturel » de vertu.

Cette distinction entre les deux Eros, l'un noble et l'autre vil, permettra à Pausanias d'affirmer la préséance du premier, ainsi que la nécessité d'arriver à une sorte de « concordance » entre l'aimé et l'aimant au travers d'une « loi ». Plus précisément, Pausanias tente de résoudre la question de l'amour et des contingences qu'il implique à coups de lois. Il prétend ainsi promouvoir deux sortes de lois : la première visant l'Eros vil, la deuxième afin de mieux rendre la dignité à l'Eros céleste, en inventant cette fois-ci une sorte de « symétrie » entre l'aimé et l'aimant, le non-initié et l'initié.

En effet, si nous admettons qu'à Athènes les rapports sexuels entre hommes et femmes visent surtout la reproduction, le maintien de la population, les intérêts de la *polis*, on pourrait supposer qu'avec l'amour garçonnier, qui vise autre chose que la reproduction, on surmonterait l'immédiateté du simple rapport sexuel. Mais il n'en est rien : car encore faudra-t-il différencier les deux types d'Eros. Et c'est la raison pour laquelle Pausanias fait appel à une sorte de « loi », de « règle » qu'il faudrait imposer à l'Eros vil. « Règle », « loi », ce sont les traductions du mot « *nomos* » : en réalité il ne s'agit pas d'une loi écrite, mais d'une habitude, d'une coutume. Quelle est donc cette coutume ? Ce n'est pas pour rien que Pausanias commence son discours par la distinction entre les deux Eros, car il s'agira par la suite, et à la lumière de cette distinction, de décrire deux attitudes bien distinctes des Grecs envers l'homosexualité[5]. En effet, Pausanias plaide pour l'amour uranien, qui s'adresse aux jeunes et plus précisément à ceux qui font preuve d'intelligence, ce que l'on peut mesurer par la présence de la barbe. Il vaut mieux, pense Pausanias, détecter ce type d'amour, dirigé vers ces jeunes-là car il est plus vrai (181 d). Il vaut mieux cette attitude que celle des hommes qui courent au devant du premier « mignon », et c'est ainsi qu'il faudrait établir une loi qui interdise d'aimer les enfants. Mais serait-ce pour les protéger ? Oui et non. On peut, pour l'instant, retenir l'idée que Pausanias défend plutôt les « amants », les *érastès* : nous verrons qu'il s'agit peut être d'autre chose. Pausanias affirme ainsi :

> « Et même une loi serait nécessaire, défendant d'aimer les enfants, afin que la poursuite de l'incertain n'induisit pas à se dépenser en soins excessifs ; car avec les enfants, incertaine est l'issue finale de ce qu'ils promettent en mal ou en bien, tant pour l'âme que pour le corps » (181 d-e).

5. Nous parlons d'homosexualité et non seulement d'homophilie, à la suite de l'ouvrage de DOVER K., *Homosexualité grecque*, Grenoble, Éditions La pensée sauvage, 1982.

On voit bien que c'est le « corporatisme » des *érastès* c'est ce qui le préoccupe le plus. Un homme, c'est-à-dire un homme libre, c'est-à-dire encore un « *érastès* », s'interdit en quelque sorte de perdre son temps avec des enfants dont l'issue est incertaine ! Et à Pausanias de poursuivre :

> « Les gens de bien, je ne l'ignore pas, s'imposent tout seuls et de leur plein gré cette règle à eux-mêmes ; mais il faudrait en outre sur ces amants populaires, sur ces *pandémiens*, faire peser une contrainte analogue à celle par laquelle nous les empêchons, dans la mesure où nous le pouvons, de faire l'amour avec des femmes libres » (181 e).

Autrement dit, cette première loi ne concerne pas les gens comme Pausanias ; elle concernerait les autres hommes, habités par l'Eros vil.

Les structures élémentaires de la parenté

Qu'est-ce que cela veut dire ? Que Pausanias veut éliminer tout rapport pédérastique inspiré par l'Eros vil. D'une certaine manière, cela ne ferait que confirmer la dissymétrie entre l'aimé et l'amant : si les amants « cherchent » les faveurs des aimés, ceux-là ne peuvent que fuir ou accepter cette « poursuite ». Interdire les amants signifie implicitement que les jeunes garçons sont passifs, des objets « passivés », dans tous les sens du terme. Il y a dans le discours de Pausanias le souhait d'instaurer, de par la comparaison avec les femmes, une sorte de dispositif qui ressemblerait par certains côtés aux *Structures élémentaires de la parenté*[6], où les enfants (*pais*) constitueraient des objets d'échange entre les mâles, comme les femmes. Concernant le paragraphe cité (181 e) où Pausanias prône l'interdiction de faire l'amour aux « femmes libres », Luc Brisson signale le fait que cette expression désigne les femmes ou les jeunes filles, autres que celles qui étaient en condition d'esclavage « et dont le père, le mari ou le parent mâle le plus proche est [le tuteur] et peut, de ce fait, les donner en mariage[7] ». Cette note nous est d'une grande utilité car elle montre combien le plaidoyer de Pausanias vise l'échange et, par là-même, l'initiation. Pour le dire autrement : le discours de Pausanias fait rentrer le rapport initiatique entre l'aimé et l'aimant au cœur même d'un échange entre mâles, et c'est pourquoi nous nous sommes permis d'évoquer Lévi-Strauss. Pausanias propose (et il poussera très loin cette analogie) d'établir pour les jeunes garçons la même coutume que celle qui est déjà en vigueur pour les jeunes filles. Encore une fois : il s'agirait non d'une règle explicite mais d'un pacte tacite entre « tuteurs ». Pausanias veut ainsi se démarquer des hommes qui ne chercheraient que la satisfaction sexuelle :

> « De ce fait, ce sont eux encore qui ont fait naître et grandir la déconsidération au point que des gens ont le front de prétendre que c'est vilain d'accorder ses faveurs à un amant » (182).

---

6. LÉVI-STRAUSS C., *Les Structures élémentaires de la parenté*, Paris, Mouton de Gruyter, 1967.
7. *Le Banquet*, n° 146, p. 193.

On le voit bien : il ne s'agit pas tant de défendre l'amoureux que de démontrer comment c'est à lui que reviendra la fonction d'avoir l'initiative de séduire les jeunes (ou, au contraire, de se l'interdire), que ce soit dans l'amour hétérosexuel ou homosexuel. On pourrait même dire qu'au contraire, Pausanias est sans pitié avec les amoureux, quand ceux-là ne cherchent que le commerce sexuel. Pausanias précise que, puisque l'amant est toujours le désirant, et que, quand il s'agit des femmes, tout le monde est d'accord sur le fait que chacun fasse comme il l'entend, donc on n'a qu'à appliquer la même rigueur avec les jeunes garçons. Or, dans la réalité, dit Pausanias, il n'y a rien de tel : n'importe quel homme cherche à satisfaire ses désirs sexuels avec les pubères, sans avoir le minimum de tenue. Il faudrait écarter donc ceux pour qui l'Eros se réduit à la bassesse d'un simple acte sexuel. Pausanias veut montrer qu'avec les pubères il faudrait être aussi soucieux qu'avec les filles qu'on donne dans le circuit des échanges maritaux. De même qu'il faut savoir traiter les femmes comme des véritables objets d'échange – ce qui signifierait qu'elles sont prises dans des règles sociales où il faut donner pour recevoir et non seulement comme des simples objets érotiques, – de même, les jeunes garçons doivent accomplir ce rituel de passage de l'enfance à l'âge adulte – lequel passage, soit-dit en passant, leur permettra, à l'avenir, d'échanger des femmes à leur tour.

Pausanias pense que la pédérastie est une affaire d'hommes :

> « Au surplus il est possible, même dans le seul amour des jeunes garçons, de reconnaître ceux dont, en toute pureté, l'élan est dû à cet Amour [noble] : ils n'aiment en effet les garçons qu'après que ceux-ci ont déjà commencé à faire preuve d'intelligence, c'est-à-dire proche le temps où la barbe leur pousse au menton » (181 d).

Ce qui veut probablement dire, dans l'idée maintenant d'écarter la comparaison avec les femmes, qu'on ne cherche pas chez le jeune un « substitut » de la femme, et que partant, on les préfère avec un peu de barbe au menton.

Il n'empêche que Pausanias fait fausse route. Strauss explique le processus de la façon suivante :

> « Cet amour est orienté vers le noble parce qu'il est orienté vers l'intelligence, vers le *noûs*. Ici nous avons déjà une difficulté, qui fait en dernière instance la ruine de Pausanias. [...] Il tente de trouver un fondement à la pédérastie et c'est au [résultat] contraire qu'il aboutit[8]. »

Quelles sont les raisons de cet échec ? Cela s'explique par le fait que Pausanias pousse trop loin le parallélisme entre homophilie et hétérosexualité. Il croit pouvoir ainsi rendre l'initiation aussi efficace que la parenté où l'on est contraint par des règles. Nous insistons sur cette position de Pausanias : il faudrait une loi défendant d'aimer les enfants « afin de ne pas perdre du temps avec eux », ce qui signifie aussi

8. *Sur Le Banquet*, p. 83.

« afin de gagner du temps ailleurs ». Cela ne fait que confirmer l'asymétrie entre aimé et aimant, traduisant par là un désir « à sens unique » : l'*érastès* cherche l'*érôménos* – l'*érôménos* « fuit » l'*érastès*. C'est d'ailleurs cette idée de « ne pas perdre du temps », qui amènera Lacan à déceler chez Pausanias un souci comparable à celui d'un investisseur qui fait attention quand il place ses fonds d'investissements.

Mais cette « loi » qui régit l'amour entre hommes et garçons est opaque – comme toute loi, notamment les lois de la parenté : car présenter les alliances possibles en termes de « préférence » implique qu'il y ait toujours la possibilité d'un choix et donc d'une contingence[9]. Pausanias compare cette « loi » à d'autres, équivalentes en vigueur dans d'autres « cités » :

> « Passons à la règle de conduite en matière d'amour : elle est dans certains États aisée à comprendre, parce que le principe qui la détermine est absolu, tandis que chez nous [à Athènes] cette règle comporte des nuances » (182 a).

Ce qui pose problème à Pausanias, c'est le fait qu'il y ait une sorte de « vide juridique » à propos du traitement réservé aux jeunes garçons issus de bonnes familles. Voyons donc ce qui se passe ailleurs :

> « D'une part en effet, dans l'Elide, à Lacédémone, chez les Béotiens, c'est-à-dire là où les gens ne sont pas de savants parleurs, on a posé en règle absolue qu'il est beau d'accorder aux amants ses faveurs. [...] D'autre part, en beaucoup d'endroits de l'Ionie et ailleurs encore, la règle établie veut que ce soit laid : c'est partout où les habitants sont sous le joug des Barbares » (182 b).

On passe donc d'un extrême à l'autre, de telle sorte qu'aucun ne convient. Alors que chez Platon, comme l'a bien démontré Simone Weil (parmi d'autres), ce qui compte c'est la « moyenne proportionnelle[10] », il n'est donc pas étonnant que ce soit le point central de cette moyenne qui reste difficile à définir, et qui par là-même pose problème. C'est tout du moins ainsi que le voit Strauss, quand il indique qu'« [I]l y a deux extrêmes et un moyen. Un extrême consiste à ne jamais accorder ses faveurs, c'est là la voie des barbares. L'autre est que les Grecs sauvages disent : accordez vos faveurs comme vous le voulez. Les Athéniens, eux, disent : accordez vos faveurs avec discernement[11] ». Oui, mais c'est là que les problèmes commencent, car comment savoir quel est le chemin le plus court entre les deux points d'une droite ? Comment déterminer sa conduite, quel critère nous fera agir de manière adéquate ? Pausanias, qui sait de quoi il parle, décrit finalement des choses qui se passent et qui sont admises, c'est la raison pour laquelle il parle du « *nomos* » comme d'une « coutume ». Nous considérons que toute une partie de son discours est plus une description qu'une prescription et nous ne pouvons que nous étonner du fait que certains commentateurs ne voient dans ses paroles qu'une

9. Nous parlons, naturellement, du « mariage préférentiel ».
10. WEIL S., *Sur la science*, Paris, Gallimard, 1966, p. 85-99.
11. *Sur Le Banquet*, p. 85.

intention de Platon de ridiculiser le personnage de Pausanias : nous n'excluons pas cette intention chez Platon, mais cela ne saurait épuiser toute la question soulevée par son discours. Comme le dit Lacan, Pausanias devient sociologue et ne fait que décrire l'état des faits : notre loi, concernant la pédérastie, « est bien difficile à comprendre » (182 d). Qu'est-ce qui est donc admis à Athènes ? Quel devrait être le comportement d'un amant ? Pausanias affirme :

> « Qu'on réfléchisse en effet à ces on-dit : qu'il est plus beau d'aimer ouvertement qu'en cachette, et qu'il l'est au plus haut point d'aimer ceux qui ont le plus de race et le plus de mérite, quand même ils seraient plus laids que d'autres ; puis encore à ces extraordinaires encouragements que tout le monde donne à celui qui aime, et non point comme à l'auteur d'une vilaine action [...] enfin, dans les entreprises conquérantes de l'amant, à cette liberté que notre coutume accorde à l'éloge des actes extravagants auxquels il se livre ! » (182 d-e).

Même s'il ne s'agissait peut-être pas des encouragements, comme Pausanias le prétend, il n'était pas interdit de courtiser les jeunes gens – et on peut supposer que ce qui n'est pas interdit est obligatoire.

Mais, nous l'avons dit, cet état de fait n'épuise pas la question soulevée par Pausanias. Si le discours de Pausanias touche à quelque chose d'essentiel dans les rapports entre l'aimé et l'aimant, ce n'est pas seulement parce qu'il fait office de sociologue ou qu'il présente un échantillon des coutumes athéniennes. Pausanias pousse à l'extrême la dissymétrie entre l'aimant et l'aimé et cette dissymétrie ne peut que faire apparaître le vide qui la caractérise, le non-rapport entre les deux termes ainsi que la « compensation » imaginaire proposée par Pausanias, et qui fera sa « ruine », selon l'expression de Léo Strauss. Mais nous devons nous demander : qu'est-ce qui est à l'origine de cette dissymétrie pour Pausanias ? Pourquoi l'amant serait-il défavorisé ? Son discours nous donne la clé de l'explication et c'est là que se situe le fondement de ce que nous appelons, non sans ironie, une sorte de « structure élémentaire de la parenté » au sens où, dans la circulation des jeunes initiés, ce qui est caractéristique, c'est qu'il s'agit d'une affaire de famille : ce sont les parents qui y sont les premiers impliqués. Mais ils le sont à double titre, ce qui explique que la « loi » soit quelque peu paradoxale. Voici l'explication de Pausanias :

> « Ainsi donc on pourrait penser que c'est une chose incomparablement belle d'après les principes qui font loi en cet État-ci, que d'être amant, et aussi de se montrer complaisant à l'égard de celui dont on est aimé. *Mais d'un autre côté*, quand on voit les bien-aimés placés par leurs pères sous la garde des pédagogues pour les empêcher de s'entretenir avec les amants, et les pédagogues soumis à cette consigne, [on voit que les choses sont moins simples] » (183 c, nous soulignons).

Comment explique-t-on cette apparente contradiction ? Léo Strauss fait, à notre avis, un commentaire qui se rapproche de celui fait par Lacan dans son séminaire sur le transfert : la loi athénienne encourage l'amoureux, mais en même temps elle décourage les aimés, de telle sorte que le système est plutôt voué à une profonde discordance. Strauss souligne ceci :

> « Ce n'est pas si difficile à comprendre à ceux d'entre vous qui se rappellent un ordre social plus ancien antérieur au règne de la psychanalyse dans le monde occidental. Il existait alors ce que l'on appelait une morale du combat qui donnait une grande liberté aux amoureux hommes et très peu de liberté aux bien-aimées femmes. On a dit “tout est beau dans l'amour et dans la guerre”. »

Manifestement il y avait quelque chose de semblable à Athènes. En un sens, la loi est purement et simplement incohérente, mais ce n'est pas parce qu'elle dit tout simplement, comme dans les affaires, que « l'acheteur doit faire attention » – ici, c'est la fille qui doit faire attention[12]. La véritable raison de l'incohérence de la loi que nous livre Pausanias réside en ceci que d'une part, comme l'aimé n'est pas un amant, un désirant, il ne saurait y avoir une quelconque réciprocité (parce que c'est l'amant qui désire, c'est lui le seul intéressé et le bien-aimé n'est qu'un objet). Mais d'autre part, l'objet désiré est « interdit » à l'amant, non en raison d'une loi ou coutume, mais bien plutôt du fait même que c'est un « objet » et que, comme tel, il n'a pas son mot à dire. Pour le dire autrement : une voiture a un prix et, d'une certaine manière, ce prix est forcément « prohibitif », ne serait-ce que pour tous ceux qui n'ont pas les moyens pour l'acheter. Le système est « incohérent » pour une seule et même raison : il est « à sens unique ».

Mais il reste encore une précision à faire : ici, c'est l'aimé « qui doit faire attention ». Pour quelle raison ? Parce qu'au contraire d'une transaction commerciale, on aurait affaire ici à un objet « qui parle » ? Peut-être, mais pas tout à fait. L'on pourrait soutenir une hypothèse semblable dans l'échange de femmes : tout en restant des objets d'échange, les femmes parlent. Elles sont des signes et, en même temps, elles sont productrices de signes ne serait-ce que du fait même de la reproduction et du fait d'engendrer des êtres parlants. C'est ici que nous trouvons une question clé, indiquée par Strauss :

> « Les législateurs d'Athènes sont à la fois des pères et des amoureux, èt à ces deux titres les mêmes législateurs ont des intérêts différents, et ils établissent la loi en fonction de cette différence d'intérêts[13]. »

On voit dans cette affirmation une tentative solide d'expliquer la loi et sa « contradiction ». Parce que lui-même sait de quoi il est capable, le père de famille met des limites à son fils, pour le pousser à être relativement « raisonnable » dans son comportement amoureux. Cette tendance explique pourquoi la coutume est « à sens unique » : il s'agit du comportement de l'amoureux, même quand il se comporte en père et met des restrictions.

---

12. *Sur Le Banquet*, p. 97.
13. *Sur Le Banquet*, p. 97-98.

Le client et la tromperie

À partir de ce constat, Pausanias propose une sorte de contre-loi – qui le rendra ridicule comme nous le verrons : il voudrait que la coutume soit « à double sens », que les rapports entre aimé et aimant soient plus réciproques. Et Pausanias d'ajouter :

> « Tels sont donc ceux dont notre coutume veut qu'on fasse l'épreuve, bien et selon la règle, pour accorder aux uns ses faveurs, pour fuir les autres et leur échapper. Voilà pourquoi aux uns elle recommande de pourchasser, aux autres de fuir : elle préside au concours, elle met à l'épreuve pour décider auquel de ces deux genres peut bien appartenir l'amant, et de quel côté se rangera l'aimé. Ainsi, c'est ce motif qui a dicté en premier lieu, la maxime qu'il est vilain de se rendre vite : on veut qu'il s'écoule du temps [...] en second lieu, cette autre maxime qu'il est vilain de se rendre en cédant à l'argent ou à la puissance politique » (184 a-b).

On voit bien que ce n'est pas le client qui a raison, c'est l'objet qui a le dernier mot et qui peut se refuser, notamment quand c'est en échange d'argent ou d'autres intérêts moins nobles. Pour le dire avec Lacan, l'aimé pourrait demander que l'amoureux donne ce qu'il n'a pas, ce que Pausanias, apparemment, ne serait pas prêt à faire. Le bien-aimé pourrait ne rien vouloir de « matériel », il pourrait vouloir des « preuves d'amour » – comme nous l'avons vu dans le discours de Phèdre qui, parlant au nom des aimés, décrivait des amants prêts à faire n'importe quel sacrifice. Avec Pausanias, nous sommes à l'extrême opposé : avec son discours, il passe sous silence la question des sacrifices faits par l'aimant, et c'est l'aimé qui risquerait d'être trompé par l'acheteur, comme il le dit dans ses propos. Démonstrations, promesses, serments, Pausanias dresse la liste de tout ce qu'un amant est capable de faire pour parvenir à son but (182 e) pour tromper le bien-aimé.

C'est parce que l'aimé peut faire perdre du temps à l'aimant, c'est parce qu'il peut décider à la dernière minute de ne pas accorder ses faveurs à l'adulte que Pausanias prône une sorte de contre-épreuve, une sorte de contrat :

> « Telle est en effet la règle chez nous : tout comme il n'y avait, dans le cas des amants, nulle flatterie de leur part à accepter d'être, en un inimaginable esclave, les esclaves de leurs bien-aimés et là rien non plus qui fût sujet à blâme, de même, de l'autre côté aussi, il reste un seul esclavage volontaire qu'on ne blâme pas, et c'est celui qui a le mérite pour objet » (184 b-c).

Pausanias veut donc être sûr qu'il ne passera pas la nuit sur le pas de la porte pour rien. Ce qui le trahit c'est que même ce « rien » (ce refus) serait déjà beaucoup pour un véritable amant, digne de l'aimé. Mais Pausanias est loin d'un quelconque « amour courtois ». Pausanias considère que c'est celui qui « a » le savoir (l'adulte) qui aura le dernier mot – c'est celui qui paie, celui qui achète, qui doit l'emporter. Mais la coutume ne semble pas considérer les choses de la même manière : cette coutume considère que c'est celui qui n'a pas qui incarne à lui tout seul une sorte de dieu, d'objet suprême du désir. L'objet précieux c'est l'aimé, non l'amant.

Nous avons comparé les aimés aux femmes et même aux femmes qui doivent « se donner » dans le cadre des règles de la parenté et de l'alliance. Quand nous disons qu'ici ce n'est pas le client qui a raison mais l'objet acheté, nous voulons indiquer combien la loi athénienne est à l'opposé à la fois de la circulation des marchandises et des règles de l'échange. Dans les systèmes décrits par Lévi-Strauss, la femme, en principe, ne se refuse pas : elle est assujettie à tout un ensemble de règles de réciprocité entre les clans et les groupes. Le bien-aimé décrit par Pausanias se distingue des femmes du système lévi-straussien en ceci : il ne doit pas se donner, alors que la « loi », la règle de la parenté dit, au contraire, qu'« il faut se donner ». On peut aller plus loin : même si le jeune consent à l'initiation, il ne devrait pas se donner aux échanges sexuels. Par ailleurs, son rôle passif est attesté (Dover), même si d'aucuns réfutent cette idée et parlent d'une sorte de « contre-amour », d'activité de la part des bien-aimés (Halperin[14]).

L'aimé n'est pas une femme, et cela est souligné par Pausanias, il n'a pas à se donner. Il n'est pas non plus un homme, il n'est pas censé désirer, être un aimant. Il n'est pas non plus une fille, il n'a pas à être choisi pour perpétuer la *polis*. En même temps, il n'y a pas d'interdiction explicite à courtiser les jeunes garçons pour des échanges sexuels en dehors des alliances entre les parents et l'époux. L'aimé doit par contre être initié : à ce titre, il occupe une place assez particulière et exceptionnelle. C'est cette place qui est interpellée par Lacan dans son séminaire, et nous constatons que le discours de Pausanias nous en apprend autant (sinon plus) sur l'aimé que sur l'amant. Nous savons que Lacan a pu avancer l'idée selon laquelle la femme est celle qui résiste à l'échange, celle qui peut se refuser – voire celle qui doit se refuser. Ainsi promue par le christianisme, elle occupe la place d'un « objet transcendant du désir[15] », ce qui signifie qu'elle ne peut être simplement un objet du désir de l'homme. Sur ce point, il y aurait une analogie entre le statut du bien-aimé chez Pausanias et un certain statut de la femme chez Lacan (et qui n'a rien à voir avec le statut des femmes chez un Lévi-Strauss). Dans la Grèce classique, l'aimé était accepté comme tel, mais il lui manquait encore l'apprentissage, l'initiation. Il occupait cette place d'aimé à condition qu'il devienne un initié, donc un aimant.

Comment Lacan situe-t-il les choses dans son séminaire consacré au transfert ? Il nous semble décisif de préciser qu'il conçoit les rapports entre l'aimant

14. HALPERIN D., *Platon et la réciprocité érotique*, Cahiers de l'Unebévue, EPEL, 2000. Citons à ce propos la position de CALAME C., *L'Eros dans la Grèce Antique*, Paris, Belin, 1996, p. 260 : « Le désir amoureux de l'*éromène* n'est qu'un *anterôs*, non pas un amour réciproque ou un "contre-amour" [...] mais un amour spéculaire qui naît dans l'aimé et qui lui renvoie une image non pas de l'amant mais de lui-même. »

15. LACAN, « Intervention sur le transfert », *Écrits*, p. 222.

et l'aimé comme un « échange ». On sait l'importance qu'a ce mot sous la plume de Lacan, eu égard à l'influence que l'anthropologie de Lévi-Strauss a eue sur lui – et c'est la raison pour laquelle nous nous sommes permis d'évoquer l'œuvre de l'ethnologue. Pourquoi s'agirait-il d'un échange ? L'aimant, plus âgé, est censé incarner l'intelligence, tout ce qui concerne l'esprit, le *noûs*. L'aimant possède une vertu. L'aimé, lui, a besoin de « gagner » du savoir, il a besoin de s'éduquer, de s'initier. Lacan met ainsi l'accent sur l'idée d'une acquisition du savoir : à ce propos, nous n'avons qu'à nous souvenir des premières échanges entre Agathon et Socrate où il est question du « passage » du savoir de l'un à l'autre par l'intermédiaire du contact, de la proximité corporelle (nous y reviendrons plus loin). Il s'agit de toute évidence d'un rapport amoureux d'ordre supérieur, qui n'a certes pas d'égal dans la vie humaine courante et qui persistera dans les années ultérieures « même quand nous en aurons changé les partenaires s'appellera pour la suite des siècles l'amour platonique[16] ». Que signifie cette dernière affirmation sinon le fait que le jeune homme gardera pour toujours la trace de ce « premier homme » de sa vie, de ce *protos érastès* ?

Et Lacan d'ajouter :

> « Tout le discours [de Pausanias] s'élabore en fonction d'une cotation des valeurs, d'une recherche des valeurs cotées. Il s'agit bel et bien de placer ses fonds d'investissements psychiques[17]. »

Cette idée accentue le fait qu'on échange des valeurs : dans un système d'échange des femmes, la femme qu'on va acquérir, est estimée comme une valeur centrale à toute une économie, tout un réseau d'échanges, qui vont des prestations entre clans jusqu'à la « *dot* ». Évidemment, nous verrons les choses se renverser dans le discours de Pausanias, l'échange ne se produit pas comme dans le système lévi-straussien. C'est la raison pour laquelle la notion d'amour aura encore plus de poids : elle accentue la dissymétrie entre les partenaires, comme nous l'avons vu dans l'impossibilité de concilier les deux lois proposées par l'orateur. Autrement dit, Pausanias dégage d'abord une « loi » prohibitive qui montre qu'il y a, d'une part, les hommes adultes qui désirent et, d'autre part, les jeunes garçons désirés – cette loi est bel et bien « symbolique », et, à côté de cela, il conçoit une deuxième loi, cette fois-ci « imaginaire », où l'on obligerait le bien-aimé à être consentant, donc à contredire en quelque sorte la première loi.

EN PURE PERTE

Lacan, quant à lui, introduit ce qu'il appelle « la psychologie du riche » : le premier devoir du riche dans une société est de dépenser dans le luxe, de

16. *Le transfert*, p. 73.
17. *Le transfert*, p. 73.

dépenser à pure perte, de sacrifier ce qu'il a. Il donne comme exemple un homme très riche qui fait une rencontre amoureuse singulière. Le point important est que dans l'exemple donné par Lacan, le riche paie mais, en raison de cela même, il échoue : ayant renversé avec sa grosse voiture une belle femme, pauvre mais jolie, il fera tout pour se racheter. L'homme en question voulait se racheter en achetant la beauté de cette femme, fille d'une concierge, mais également pour se faire pardonner. Cette femme est une sorte de Pénia, la mère d'Eros selon l'histoire mythologique racontée par Diotime. Elle est belle mais pauvre : ce qui signifie qu'elle vaut par ce qu'elle est, et non par ce qu'elle a. Nous pourrions être proches du système lévi-straussien (une femme est prise en échange d'une *dot*), mais cette femme ne se donnera plus, elle se refusera au riche. Si nous reprenons notre exemple des « lois », dans la ligne de ce que propose Pausanias, nous constatons à nouveau que la structure est « à sens unique », c'est le riche qui paie, sauf que contrairement aux transactions commerciales, l'objet peut se refuser. C'est en quelque sorte le système décrit par Lévi-Strauss mais pris à l'envers, et c'est ce que Lacan objecterait à l'ethnologue : la femme est un objet, mais elle peut aussi (et surtout) devenir un obstacle à sa « commercialisation », à l'échange. Pausanias déplore cet état de choses en raison du fait que le jeune homme peut se refuser ou, plus précisément, que le système, tel qu'il est pratiqué, va plutôt dans le sens du refus de la part de l'aimé. En principe, on ne fait que « perdre son temps » (181 e). Donc le système semble fermé sur lui-même en ce sens : l'asymétrie apparaît du fait de la passivité même de l'aimé – et c'est grâce à cette « passivité » même qu'il peut éventuellement fonctionner. En même temps, le paradoxe se produit en raison de la passivité des aimés et de l'activité des aimants qui se trouvent être aussi des pères de familles qui veulent protéger leurs rejetons : la même force qui désire ne peut qu'interdire, c'est ainsi que l'on peut comprendre le passage où il est dit : « Les gens de bien, je ne l'ignore pas, s'imposent tout seuls et de leur plein gré cette règle à eux-mêmes » (181 e). Or, Pausanias fait l'éloge de la pédérastie. Il n'est en principe pas un père de famille : il est l'amant d'Agathon, leur liaison, qui dura 30 ans, est violemment attaquée par Aristophane dans les *Thesmophories*.

Rappelons par ailleurs un point qui n'échappe pas à Lacan et qui est bel et bien développé par Pausanias dans son discours : l'amour participe nécessairement d'un certain type de tromperie. Plus précisément, il y a deux aspects qui semblent être en rapport dans les propos de Pausanias : l'esclavage et la tromperie. Dans l'esclavage, l'amoureux se fait objet pour tromper l'autre. Ce qui peut apparaître comme une simple stratégie « consciente » de la part de l'adulte aimant, se trouve en réalité faire partie de la plupart des phénomènes amoureux. C'est Lacan qui nous rappelle que « nous savons par expérience que toute l'éthique de l'amour éducateur, de l'amour pédagogique, en matière d'amour homosexuel et même de l'autre, participe toujours en soi de quelque leurre[18] ». Autrement dit, dans tout processus amoureux il y a du leurre, aussi bien chez pervers que chez le névrosé[19].

Il est difficile de ne pas voir dans le point précédemment évoqué une certaine anticipation de ce qui est dénoncé par Alcibiade quand il accuse Socrate de tromper ses aimés en leur faisant croire qu'il est épris d'eux. À nouveau, la tromperie est du côté de l'amant, à ceci près qu'il n'est pas certain qu'il manque quelque chose à cet amant (Socrate) et donc qu'il aime vraiment. Il ferait semblant de manquer de quelque chose ou, en tout cas, de manquer de ce que l'aimé possède. Ainsi, la tromperie pourrait être de structure – même si elle peut être aussi calculée, – faire partie de la stratégie de l'aimant. On sait que Lacan donnera beaucoup d'importance à cette tromperie, au point qu'il admettra une sorte d'hypnose dans le processus analytique, où c'est l'analyste qui risque d'être trompé par l'analysant – celui donc à qui il manquerait quelque chose et qui est en position d'être « aimable[20] ».

18. *Le transfert*, p. 77.
19. Nous renvoyons sur ce point, à notre ouvrage : *Le malentendu des sexes*, PUR, 2011.
20. *Les quatre concepts fondamentaux*, *op. cit.*

Deuxième partie

L'harmonie impossible

Chapitre 3

ERYXIMAQUE ET L'AMOUR HYDRAULIQUE

Le hoquet

Après les discours de Phèdre et Pausanias, a lieu un intermède. Celui-ci commence par un *Witz*, un mot d'esprit : Παυσανίου δὲ παυσαμένου[1]. On peut se demander lequel des protagonistes est l'auteur de ce mot d'esprit : s'agit-il d'Apollodore lui-même ou s'agit-il plutôt d'Aristodème relayé par Apollodore ? Le fait que tout de suite après ce *Witz*, le texte continue par un « ἔφη ὁ Ἀριστόδημος » – raconte Aristodème – prouverait-il qu'il soit du cru d'Apollodore ? Quoi qu'il en soit, on sait très peu de choses sur cet interlude, sur le jeu de mots cité, ainsi que sur la répétition des mots déclinés à partir du verbe παυω, qui parsèment le dialogue (sept occurrences en tout, sur quinze lignes).

Nous nous permettons d'avancer l'hypothèse suivante : si c'est Aristodème qui prononce ce *Witz*, puisqu'il était présent, cela nous prouverait que l'ambiance était plutôt à la dérision et qu'après le discours de Pausanias, on ne pouvait que se moquer de ses propos ; cela nous conforterait en retour dans l'idée qu'Aristophane hoquète de rire suite au discours de Pausanias : le premier des débauchés qui vient leur donner des leçons de morale.

Si nous considérons cette hypothèse, il nous faudrait imaginer la séquence qui suit : discours désopilant de Pausanias selon lequel il faudrait contraindre les jeunes imberbes à prodiguer des faveurs aux hommes mûrs (comme c'est le cas de Pausanias lui-même), rire contenu d'Aristophane qui provoque en lui un hoquet et, devant ce petit spectacle, cette ambiance ludique qui n'est pas dépourvue d'une certaine agressivité, Aristodème introduit son *Witz* et décrit une scène dans laquelle, tout en étant inclus lui-même, il ne fait qu'occuper une place marginale.

Si, par contre, c'est Apollodore qui émet ce *Witz* (nous sommes conscients de nous êtres lancé, d'emblée, tout comme les autres commentateurs, dans des hypothèses hardies et fantaisistes), cela ne ferait que prouver que Pausanias

1. « Après la pause de Pausanias » (185 c), trad. Robin.

devait se taire, faire une pause, et que le dialogue devait changer de ton. Le fait qu'il avoue : « J'ai appris des Maîtres [les sophistes] à parler ainsi par isologie » (185 c), et que tout de suite après, il nomme Aristodème comme l'auteur du récit qui suit, irait dans le sens que c'est Apollodore qui glisse ce *Witz*, mais sans que l'on puisse expliquer d'avantage le hoquet d'Aristophane.

Le hoquet d'Aristophane est à la fois le signe de l'irruption du corps dans le cours du *logos* et le prétexte à une infraction dans l'ordre des prises de parole. Tout comme l'arrivée d'Alcibiade, vers la fin du texte, fera dire à Lacan que c'est l'irruption de la vie dans le dialogue, le hoquet d'Aristophane pourrait être compris comme l'irruption du corps dans le dialogue, ne serait-ce que sous la forme d'un trouble. En effet, Alcibiade parle de son amour pour Socrate, mais c'est aussi son corps qui se fait présent tant par sa beauté que par son trouble physique : il est alcoolisé et prend la parole quand il en a envie, sans respecter l'ordre établi. À son tour, le hoquet d'Aristophane court-circuite le *logos* en même temps qu'il sert de prétexte pour ne pas respecter l'ordre des prises de parole : Eryximaque parlera à sa place, de telle sorte que le discours du médecin durera « le temps d'un hoquet[2] ». On est en droit de supposer que le discours d'Eryximaque devait avoir lieu après celui d'Aristophane, mais voilà que leurs places semblent interchangeables, comme si son discours et celui d'Aristophane s'équivalaient quant à leur place et à leur importance. Or, tout nous indique que cette dernière hypothèse est contradictoire : le discours d'Aristophane a une importance capitale dans le dialogue. Pourtant, le médecin se charge de reprendre Pausanias sur ses propos, et même d'être d'accord avec lui sur l'existence d'un amour « céleste », comme nous le verrons plus loin. Bref : après la pause de Pausanias il fallait se prononcer sur son discours. Le discours d'Aristophane, tragique et hautement élaboré, si l'on suit l'idée de Lacan, ne pouvait s'arrêter sur des petites bricoles. Pour cela, rien de mieux qu'un médecin.

Mais revenons sur l'hypothèse de Lacan concernant la cause du hoquet d'Aristophane. Il raconte s'être entretenu avec Alexandre Kojève à propos du *Banquet* de Platon. Nous risquons l'hypothèse qu'il l'a sans doute rencontré dans le seul but de le faire parler du dialogue de Platon. Aux yeux de Lacan, Kojève reste une autorité, même en matière de philosophie platonicienne. Une chose est pour nous sûre : Kojève pouvait prendre la philosophie comme un objet de dérision. Ce serait son anti-philosophie à lui. Que dit Kojève à propos du *Banquet* ? Selon Lacan, il dit ne pas trop se souvenir du dialogue « car il ne l'avait pas relu[3] ». Nous ne voyons pas d'obstacle à appliquer à cette réponse les mêmes précautions que nous prenons à la lecture du *Banquet*. Il ne l'a pas relu, mais il arrive à glisser ce propos à dessein énigmatique : « En tous les cas, vous n'interpréterez jamais *Le Banquet* si vous ne savez pas pourquoi Aristophane avait le

2. QUEVAL S., « Le hoquet d'Aristophane », *Politique dans l'Antiquité*, PUL, 1986, p. 49.
3. *Le Transfert*, p. 79.

hoquet[4]. » Kojève semble très lacanien dans sa réponse à Lacan. Cela a-t-il eu pour ce dernier l'effet d'une séance brève ? Quoi qu'il en soit, Lacan reprend l'hypothèse selon laquelle si Aristophane a le hoquet, c'est qu'il se tord de rire. Il n'est peut-être pas inutile de rappeler que cette explication est très connue chez les érudits de Platon. R. G. Bury, par exemple, dans son introduction au *Banquet*, publiée en 1909, recense plusieurs interprétations du hoquet d'Aristophane[5]. Pour Bury, le hoquet a pour but de se moquer de Pausanias. Cet intermède et le hoquet qui lui est inhérent, « porterait jugement sur le discours précédent[6] ».

L'hypothèse selon laquelle Aristophane plaisante sur Pausanias (d'aucuns diront qu'il se moque d'Eryximaque ou même de Phèdre) est plus que plausible, surtout qu'après la pause (d'Eryximaque cette fois-ci), Aristophane, enfin libéré de son hoquet, reprend la parole, et commence son discours par un mot d'esprit. Comme il lui a fallu éternuer, Aristophane se demande si l'harmonie du corps a besoin de ce genre de bruit pour s'accomplir. À travers cette question, l'objet de la farce semblerait être Eryximaque, qui postule l'harmonie des contraires.

Avant de passer au discours d'Eryximaque, ajoutons encore ceci : Lacan dit dans son séminaire qu'il avait questionné Kojève à propos du *Banquet* à la fois dans le souci d'aller plus loin dans sa recherche, et dans le souci de son public[7]. De cette rencontre avec le Russe, il ne lui est resté qu'une énigme : Kojève se conduit avec lui comme l'un des personnages du *Banquet*. Mais au lieu de faire le Socrate, il adopte plutôt le ton du comédien... On peut supposer une autre explication : l'objet de la farce de Kojève, c'est peut-être Lacan lui-même. Kojève-Aristophane, comme à l'époque de son séminaire à l'École pratique des hautes études, semble avoir eu le dernier mot face à un Lacan épaté.

LE MÉDECIN

Eryximaque prendra donc la parole à la place d'Aristophane. En attendant, il prescrit à ce dernier quelques remèdes contre le hoquet, parmi lesquels l'éternuement (185 e). Après quoi, il s'apprête, dit-il, à finir le discours, sous-entendu inachevé, de Pausanias. Remarquons à ce propos ceci : comme nous l'avons déjà relevé, les personnages parlent selon la place qu'ils occupent. Le discours de Pausanias prétendait améliorer celui de Phèdre, il doit donc lui succéder, conservant ainsi un ordre logique des places dont les prises de paroles vont de gauche à droite. Pausanias pourra ainsi reprocher à Phèdre le fait même d'avoir choisi comme sujet de l'éloge Eros. On peut appliquer la même règle aux autres discours (l'ordre des prises de parole détermine, en partie, le contenu)

4. *Le Transfert*, p. 79.
5. BURY R. G., *The Symposium of Plato*, Cambridge, W. Heffer and sons, 1909, p. 22-23.
6. QUEVAL S., *Le hoquet d'Aristophane*, p. 52.
7. « Puisque je pense toujours à vous » précise-t-il.

à une exception près : Eryximaque qui, lui, peut parler à la place d'Aristophane. Ils sont « interchangeables[8] ». À croire que pour Platon, l'ordre des places ne change rien à l'ordre des discours : nous pensons, au contraire, que par cette « substitution », Platon nous montre qu'Aristophane ne parlera pas au nom du « vrai » Aristophane.

Plusieurs commentateurs sont d'accord pour soutenir qu'aussi bien Eryximaque que Socrate sont censés conclure les deux discours qui les précèdent : chacun clôt les première et deuxième parties des discours qui composent *Le Banquet*. Il y a ainsi quelque chose de Socrate en Eryximaque, de même qu'il y a quelque chose du médecin chez Socrate : celui-ci serait même le meilleur médecin, comme nous le verrons plus loin.

Mais en attendant, c'est Eryximaque le médecin. On sait plus ou moins ce que c'est qu'un médecin : quelqu'un qui a une technique, qui sait opérer (au sens large du terme), qui a donc une maîtrise ainsi qu'une version matérialiste du corps et qui, en règle générale, possède un « esprit de qualité inférieure, bien au-dessous de Pausanias[9] ». Nous savons que la dimension du corps est loin d'être absente dans ce dialogue de Platon : il s'agit en permanence de la beauté des jeunes garçons, les bien-aimés, mais aussi de la manière dont l'Eros vient aux corps. Il s'agit de la pédagogie qui s'appuie sur la transmission d'un savoir, mais aussi sur une certaine éducation corporelle. Pausanias avait relégué quelque peu les corps, on les subsumant à des lois, mais voici Aristophane qui, de manière accidentelle présente une manifestation inattendue du corps : son hoquet. Notre médecin prescrira un traitement au « malade » et s'adonnera à la tâche de recentrer l'Eros au niveau du physique : il donnera une version cosmique et naturelle d'Eros.

Comme le signale Stanley Rosen, le décalage est complet entre ces deux derniers discours : en juxtaposant les discours de Pausanias et d'Eryximaque, Platon consacre l'opposition entre, « nature et convention », entre « nécessité et hasard[10] ». Nous avons vu que Pausanias, dans une perspective morale, postule deux types d'amour différents, l'un vil et l'autre noble : l'amour noble est le seul qui devrait avoir droit de cité. C'est celui qui est adressé au savoir, transmis par la pédagogie, dirigé vers les jeunes garçons d'un certain âge. Quant à l'amour vil, il peut à peine être considéré comme un amour dans la mesure où il s'agit d'un Eros rabaissé, réduit à la copulation et mis en rapport avec un type de rapport « hétérosexuel ». Mais la distinction est également d'ordre « psychique » – ou « idéale » au sens platonicien – car ces différents types d'Eros ne relèvent pas de la matière : ils sont cadrés par des « lois[11] ».

8. *Sur le Banquet*, p. 115.
9. Robin, *Notice*, p. 51.
10. Rosen S., *Plato's Symposium*, Yale University Press, 1967. Nous citons la réédition : South Bend, Indiana, St. Augustine's Press, 1999, p. 98.
11. « Voici en effet ce qui en est de toute activité : en elle-même, la manifestation de cette activité n'est ni belle, ni laide » (180 e).

Sa *technè*

Au premier abord, la conception d'Eryximaque semble reprendre la distinction qu'opère Pausanias entre deux types d'amour différents, mais il défend un principe cosmique – le double Eros existe partout. Ainsi il commence par rappeler que le corps est essentiellement double : « la constitution naturelle des corps comporte ce double amour : pour le corps en effet l'état sain et l'état de maladie sont, tout le monde en convient, deux états distincts et qui ne se ressemblent pas » (186 b[12]). Mais si en accord avec Pausanias, il garde l'idée d'un Eros noble, un Eros céleste, cet Eros noble « ne l'est pas par nature[13] ». Alors que chez Pausanias cet Eros était conçu par une loi, chez Eryximaque, il est produit par son art, l'art médical, c'est-à-dire qu'il est conçu « artificiellement ». Ainsi, avec le discours d'Eryximaque, ce sera la nature même du corps qui contient l'amour, et non des lois.

Eryximaque part de cette dualité apparemment évidente : le corps est habité par un amour double, comme le montrent l'état de santé, qui est bon, et l'état de maladie, qui représente l'Eros mauvais : « Autre est donc l'amour inhérent à l'état sain, autre l'amour inhérent à l'état morbide » (186 b). Ces deux états ne se ressemblent pas, ἀνόμοιόν ἐστι. Il est d'accord avec Pausanias sur le fait qu'il est noble de satisfaire les bons (ceux qui ont un Eros noble) et « déshonorant » de satisfaire les « débauchés » : il se positionne donc quant à la nécessité d'une certaine réciprocité, car on se doit de « satisfaire » l'homme noble. Jusqu'à ce point précis, Eryximaque suit Pausanias : il est beau de donner ses faveurs à ceux des hommes qui sont vertueux. Rien ne nous étonne jusqu'à maintenant. Être un bon médecin, c'est être favorable aux bonnes choses de son corps : « C'est cela qu'on appelle faire de la médecine. »

Quand Eryximaque définit la santé et la maladie comme des termes « dissemblables », il glisse une phrase qui peut sembler déroutante : « Les dissemblables ont désir et amour de choses dissemblables » (186 b[14]). Ce point est signalé par Lacan et il a toute son importance. Cette formulation fait obstacle à la position d'Eryximaque : il veut défendre la pédérastie mais, en même temps, fait remarquer que le différent aime le différent. Le problème saute aux yeux : la pédérastie nécessite l'éloge d'une certaine forme d'homophilie, de ressemblance. Le semblable devrait donc aimer le semblable. C'est d'ailleurs ce qui est dit dans le *Phèdre*[15], même si dans ce dialogue-là, on fait référence aux groupes d'âges

12. Ἡ γὰρ φύσις τῶν σωμάτων τὸν διπλοῦν ἔρωτα τοῦτον ἔχει : notons que le mot « Φυσι-σ » n'a pas nécessairement le même sens que « *natura* », traduction latine. Il renvoie à ce que la chose « est » depuis sa création jusqu'à son développement ultime.
13. *Sur le Banquet*, p. 117.
14. Le texte grec dit τὸ δὲ ἀνόμοιον ἀνομοίων ἐπιθυμεῖ καὶ ἐρᾷ (186 b).
15. Comme le signale Brisson, *Le Banquet*, *op. cit.*, n° 184, p. 195 : « Oui, comme le dit le vieux proverbe, on se plaît avec ceux de son âge », traduction de Luc Brisson, *Phèdre*, 240 c.

(vieux/jeunes) plutôt qu'à la différence sexuelle. Les différents commentateurs se réfèrent aux propos d'Eryximaque comme étant en contradiction avec ce qu'il prétend démontrer. D'autre part, s'il met l'accent sur le fait que le dissemblable aime le dissemblable, c'est qu'une partie différente a une tendance à aller vers l'autre : la suite du paragraphe, qui évoque les termes « vide » et « plein », iront dans ce sens. Le dissemblable (le plein) aime, va vers, est physiquement attiré, par le dissemblable (le vide).

Résumons les assertions d'Eryximaque :

1. L'amour est présent dans tous les corps.
2. Il y a des parties du corps qui sont différentes entre elles.
3. Ces parties s'aiment entre elles.

Notons à ce propos une phrase signalée par Lacan concernant une certaine définition de la médecine : « la médecine est la science des érotiques du corps[16]. Il cite la phrase en grec, mais tronquée : « ἐπιστήμη τῶν τοῦ σώματος ἐρωτικῶν. » Il considère qu'on ne saurait donner une meilleure définition de la psychanalyse et il ajoute « πρὸς πλησμονὴν καὶ κένωσιν » : que Robin traduit par « qui sont propres au corps par rapport à la réplétion et à la vacuité » (186 c). Nous sommes en droit de penser que Lacan sait de quoi il parle : s'agissant de l'opposition plein/vide, il rappelle dans son séminaire l'importance de ces deux termes[17], et souligne qu'il faudrait mettre en valeur leur incidence dans l'étude du discours socratique. En effet, on ne peut que s'étonner du fait que les commentateurs les plus réputés ne se soient pas arrêtés sur ce fait. De quoi s'agit-il ? Nous l'avons déjà évoqué : quand Socrate arrive chez Agathon, celui-ci lui demande de s'asseoir à ses côtés, de telle sorte qu'« à ton contact, je fasse aussi mon profit de la savante découverte qui s'est dans le vestibule présentée à ton esprit » (175 d). La « savante découverte » fait référence à ces moments d'« extase » où Socrate reste en silence, débout sur un pied, son esprit occupé par quelque méditation ou révélation. Agathon interpelle Socrate sur le savoir acquis dans le vestibule de la maison voisine : comme le dit Lacan, il s'agit d'une vraie « convoitise fondamentale [dans] tous ces échanges philosophiques ». Ils visent le savoir, un savoir supposé à l'autre, un savoir qu'on décèle chez l'autre. C'est là, entre le savoir et le non-savoir, que se situe l'écart entre le vide et le plein, ce qui constitue en même temps une allusion à la pédérastie, en tant que forme de transmission. Par ailleurs, cette question des places où doit s'asseoir Socrate, sera reprise à la fin du dialogue, quand Alcibiade s'assoit entre Agathon et Socrate.

Au bon mot d'Agathon, Socrate répond par l'ironie :

> « Quel bonheur ce serait, Agathon, si le savoir était chose de telle sorte que, de ce qui est plus plein, il pût couler dans ce qui est plus vide, pourvu que nous

16. *Le transfert*, p. 91.
17. *Le transfert*, p. 92.

fussions, nous, en contact l'un avec l'autre ; comme quand un brin de laine fait passer l'eau de la coupe la plus pleine dans celle qui est plus vide ! » (175 d).

Mais, comme le savoir ne se transmet pas ainsi, ce n'est pas un bonheur que de s'asseoir à côté d'Agathon ! Socrate va encore plus loin, quand il ajoute :

> « Si c'est ainsi en effet que se comporte pareillement le savoir, j'apprécie hautement le fait d'être auprès de toi sur ce lit ; car j'imagine que, partant de toi, beaucoup de beau savoir viendra m'emplir ! » (175 e[18]).

On est en droit de supposer que l'opposition plein/vide correspond à l'opposition cruciale de ce dialogue : celle de l'aimant et de l'aimé, et l'asymétrie que ces deux termes supposent. Dans ce cas, il nous faudra reprendre de manière complète la phrase du *Banquet* citée par Lacan :

> « Car la médecine, pour la définir en raccourci, est la science des phénomènes d'amour qui sont propres au corps par rapport à la réplétion et à la vacuité » (186 c).

Il s'agit selon Lacan de la meilleure définition de la psychanalyse, celle-ci pouvant être définie, selon lui, comme la science des choses érotiques du corps du point de vue de la réplétion et de la vacuité, – c'est-à-dire, selon nous, du point de vue de l'aimant et de l'aimé. Et en quoi le couple aimant/aimé concerne-t-il la psychanalyse ? Le fait qu'elle implique surtout un renversement de positions : non seulement parce que le patient, l'analysant, s'allonge à côté de l'analyste, comme au *Banquet*, mais surtout parce qu'il lui suppose un savoir. Socrate, celui qui sait, ironise quant à son savoir, et renvoie la balle à Agathon : c'est toi qui pourrait m'apprendre quelque chose, me remplir[19].

LE PLEIN ET LE VIDE

À quoi sert donc la médecine-psychanalyse ? Voilà ce qui nous dit Eryximaque :

> « Et celui qui, dans ces phénomènes [d'amour], sait diagnostiquer aussi bien le bon amour que le mauvais, c'est lui qui a le plus de valeur médicale. De même celui qui opère des transformations, telles qu'au lieu de l'un fasse acquérir l'autre ; qui, dans le corps où n'existe point d'amour et où il faudrait qu'il y en eût, sait l'y faire naître, aussi bien qu'extirper celui qui y existe : celui-là sans doute est un professionnel habile » (186 c-d).

Difficile de ne pas mettre en rapport le bon et le mauvais amour avec le plein et le vide, avec l'*érastès* et l'*érôménos* : on vient de voir en effet que c'est là l'essentiel

18. On peut se demander si cette ironie ne préfigure pas la réponse que Socrate donnera plus loin à Alcibiade : « Tu as dû apercevoir en moi une invraisemblable beauté et qui ne ressemble nullement à la grâce de formes qu'il y a chez toi. Cette beauté, tu l'as découverte : tu te mets dès lors en devoir de la partager avec moi et d'échanger beauté contre beauté [et de] troquer du cuivre contre de l'or, tel est ton dessein » (218 e – 219 a), qui renvoie à son tour à l'*Iliade* (VI, 236).
19. Notons également qu'il fait une manœuvre similaire quand il « interprète » certains propos d'Alcibiade, vers la fin du dialogue.

de l'art médical, cette « science des phénomènes d'amour qui sont propres au corps par rapport à la réplétion et à la vacuité ». Si l'art médical est celui qui s'occupe des choses érotiques au sens du plein et du vide et s'il fait ainsi naître le bon amour là où il n'est pas, alors, s'occuper du vide et du plein pourrait équivaloir à faire naître l'amour là où il n'est pas : faire que l'aimé (*érôménos*) devienne aimant (*érastès*) serait en rapport avec la dialectique du plein et du vide. Il y a probablement un rapport entre la vacuité et l'ignorance, le plein et la connaissance. On ne peut naturellement pas exclure que l'idée de faire naître l'amour là où il n'est pas fasse écho à la « deuxième loi », la loi de la réciprocité que réclamait Pausanias dans son discours. Sauf que, dans le discours d'Eryximaque, savoir « faire naître Eros dans le corps où il ne se trouve pas » (selon la traduction de Brisson), n'a pas le caractère contraignant d'une loi ou d'une habitude, même s'il faut pour cela la technique du médecin.

S'il faut « faire naître » l'Eros noble (« noble » renvoie à l'amour céleste et, par là, à la pédérastie), c'est qu'il y faut une certaine activité, de telle sorte que la passivité du simple contact entre *érastès* et *érôménos* ne suffit pas. Il faut revenir au passage du texte où Eryximaque est en accord avec Pausanias :

> « Dès lors, exactement comme tout à l'heure Pausanias disait qu'il est beau de donner ses faveurs à ceux des hommes qui sont vertueux, et laid de le faire pour des hommes déréglés, ainsi dans le cas même des corps : aux bons éléments de chacun d'eux, aux éléments sains, il est beau, il est obligatoire, de se montrer favorable (et c'est cela qu'on appelle faire de la médecine) » (186 b-c).

Nous voyons que le médecin prescrit l'amour noble, à l'instar de Pausanias. Mais il ajoute :

> « Il faut en effet que les éléments corporels entre lesquels il y a le plus d'inimitié, il soit capable de les rendre amis et de faire qu'ils s'aiment mutuellement. Or ce sont les éléments les plus contraires qui sont les plus ennemis : le froid du chaud, l'amer du doux, le sec et l'humide, et toutes les choses analogues » (186 d).

Cela est résumé par ce que Rosen appelle les deux principes d'Eryximaque[20] : le premier est que le sain aime ce qui est sain, et le deuxième principe dit qu'il faut rétablir une harmonie dans le corps, une harmonie entre les contraires.

Aussi bien Rosen que Strauss font remarquer l'absence notable de la différence sexuelle dans le discours d'Eryximaque à l'heure de traiter de l'harmonie entre les contraires. Rien n'est dit sur l'amour « hétérosexuel ». Il serait aisé d'arguer que seul l'amour homosexuel intéresse Eryximaque. Lorsqu'il parle des « contraires », il ne parle pas de l'homme et de la femme. Comme il a été signalé par plusieurs auteurs, les opposés ne sont pas l'homme et la femme mais plutôt l'actif et le passif : le premier terme regrouperait les hommes libres, le deuxième terme ferait de même avec les femmes, les enfants et les esclaves[21].

---

20. *Plato's Symposium*, p. 104-105.
21. Foucault M., *Histoire de la sexualité*, tome 1, *La volonté de savoir*, Paris, Gallimard, 1976.

Autrement dit, Eryximaque n'est pas obligé pour l'instant de penser à la différence sexuelle[22]. L'opposition est tout autre : elle concerne plus l'asymétrie propre à l'*érôménos* et l'*érastès* – qui, à son tour, distingue deux rapports différents au savoir et à la sexualité, à la vertu et au plaisir –, que la différence entre les hommes et les femmes. Strauss signale à ce propos :

> « L'amour est universel ; tout ce qui existe éprouve de l'amour. L'attraction et la répulsion ne sont que des formes différentes d'amour, l'amour des semblables ou l'amour des contraires selon les cas [...] *les contraires* [que l'art médical doit concilier entre eux] *ne sont pas les deux sexes, mais la vertu et le plaisir*[23]. »

En effet, qu'advient-il de la différence entre un Eros vil et un Eros noble, dès lors qu'on assimilerait le premier au plaisir, à la bassesse du plaisir, et le deuxième à la vertu, à entendre par là un rapport différent au plaisir ? L'Eros noble est le plaisir accordé à l'amant en échange de la vertu, du savoir, et c'est ainsi que nous retrouverions un écho de l'échange initial entre Agathon et Socrate. On peut donc en conclure que le discours d'Eryximaque lui aussi plaide pour une réciprocité entre l'aimé et l'aimant. Le thème de son discours est l'amour mutuel et, à la différence de Pausanias, il postulerait une sorte d'harmonie possible. Lacan évoque ainsi « l'harmonie médicale » promue par Eryximaque, laquelle harmonie tendrait à annuler l'asymétrie entre l'aimé et l'*érôménos*. Mais peut-on dire pour autant que les discours de Pausanias et d'Eryximaque annulent cette asymétrie ? Rien n'est moins sûr. Nous postulons que dans le *Banquet*, à aucun moment l'asymétrie entre l'aimé et l'aimant n'est complètement aplatie. Tout le dialogue tourne autour de ce décalage et on pourrait postuler que Platon tient à ce qu'il en soit ainsi jusqu'à la fin, notamment lors de l'intervention d'Alcibiade où cette dissymétrie est poussée à l'extrême. Autrement dit le fait même qu'il puisse y avoir renversement des positions, de telle sorte que l'aimé devienne l'aimant, prouve qu'à aucun moment Platon ne conçoit une égalité entre les deux parties. Et quant à l'amour « mutuel » prôné par Eryximaque, il ne fait qu'indiquer la nature « non naturelle » d'Eros.

Nous voudrions insister sur le fait que cette harmonie, il faut bel et bien la fabriquer. Il faut une mutation de cet objet passif, le jeune bien-aimé, pour que naisse en lui un besoin de savoir, un désir qui ne constitue pas un besoin naturel. L'harmonie ne serait ainsi qu'une conséquence de cette opération, de ce désir « d'être rempli ». Strauss signale que « [l]e verbe grec dont le mot réplétion est tiré est employé également pour la grossesse des femmes. Vous voyez donc le lien avec le phénomène érotique[24] » ; cela aura toute sa portée quand nous traiterons du discours de Diotime, mais nous constatons d'ores et déjà l'impact que produit cette manœuvre, qui remet les corps au milieu de la scène.

22. Pour l'instant, puisque cela changera après le discours de Diotime.
23. *Sur le Banquet*, p. 133 (nous soulignons).
24. *Sur le Banquet*, p. 119.

Eryximaque parle du corps, là où Pausanias l'avait oublié comme tel, et là où Aristophane ne peut le faire car c'est son propre corps qui fait des bruits à la place de la prise de parole. En effet, nous devons imaginer qu'au fur et à mesure qu'Eryximaque progresse dans son discours, discours qui est bien organisé avec des sections différentes selon les sous-thèmes traités, nous entendons le bruit saccadé de fond du hoquet d'Aristophane. Hoquet qui trouvera son point d'arrêt à un moment donné, de toute évidence avant qu'Eryximaque termine son discours. Pouvons-nous faire l'hypothèse que le discours du médecin fonctionne aussi comme une sorte d'hypnose qui guérit le malade ? Ou bien devons-nous songer au fait que le rythme imposé par le trouble corporel d'Aristophane façonne la réflexion d'Eryximaque ?

Chapitre 4

ARISTOPHANE OU LA LAMELLE

> « À casser l'œuf se fait l'Homme mais aussi l'Hommelette[1]. »
> « Par l'effet de la parole, le sujet se réalise toujours plus dans l'Autre, mais il ne poursuit déjà plus là qu'une moitié de lui-même[2]. »

Nous abordons maintenant l'un des discours les plus importants du *Banquet*, pour ne pas dire le discours central du dialogue, celui d'Aristophane. Le contenu de son propos est au fond assez simple : l'amour est un désir nostalgique pour une moitié de notre être dont les dieux nous ont séparés. Un tel énoncé met en avant une nouvelle approche de l'amour : alors que les orateurs du *Banquet* tentent de faire l'éloge de l'amour, Aristophane se détourne de cette voie en s'attachant à expliquer ce qui « cause » l'amour, à savoir cette autre moitié qui nous permet de nous retrouver. Le peuple lacanien a développé une sorte de réflexe conditionné qui consiste à rejeter en bloc une telle conception, sous prétexte qu'elle amène à penser le rapport sexuel comme allant de soi : pourtant, ce qui peut se donner de prime abord comme une réponse toute faite, – et donc trop facile à ce qui se présente en réalité comme une énigme, fait d'Aristophane l'un des orateurs les plus légitimes du *Banquet*. Il est le premier à s'intéresser à l'Eros en tant que tel, au point de chercher à définir la cause même de l'amour au lieu de référer celui-ci à des intérêts personnels, comme l'ont fait les orateurs précédents. Et selon lui, l'autre moitié que l'être cherche dans l'amour serait à même de le compléter parfaitement, lui apportant son seul et vrai complément. Cela pourrait s'entendre de deux manières opposées : soit comme une réponse « facile », une sorte de jugement « synthétique *a priori* » où l'autre moitié satisfait « divinement » aux conditions de l'amour – et nous serions ainsi renvoyés à l'harmonie postulée par Eryximaque ; soit au contraire comme une réponse aporétique par laquelle Aristophane se démarque de cette harmonie supposée et frappe l'amour du sceau de l'impossible, dans la mesure où l'autre moitié, qui

1. LACAN, *Écrits*, p. 845.
2. LACAN, *Les quatre concepts fondamentaux*, p. 172.

pourrait nous compléter, serait perdue à jamais. La question est donc double : « Quels sont les critères pour trouver la bonne moitié qui nous complète ? » – ce qui sous-entend que cette autre moitié existe comme telle, ou alors, « quel objet amoureux nous correspondrait le mieux, une fois admis que l'autre moitié nous serait perdue à jamais ? ». Ainsi, Aristophane pourrait être le premier des orateurs du *Banquet* à introduire l'impossible dans l'amour sans qu'apparemment rien dans son discours ne célèbre une supposée harmonie. Cette idée se trouve renforcée par Jacques-Alain Miller, qui en établissant le texte de Lacan, intitule le chapitre consacré à Aristophane « la dérision de la sphère » : par contraste avec la sphère parfaite du *Timée*, celle d'Aristophane semble quelque peu « imparfaite », mais, par là même, plus appropriée à illustrer l'amour, puisque très éloignée d'une quelconque harmonie.

Les deux foyers de l'ellipse

Lacan utilise une métaphore astronomique pour aborder cette partie particulièrement complexe du dialogue :

> « Notre propos, je l'espère, va aujourd'hui, devant la conjoncture céleste, passer par son solstice d'hiver. Entraînés par l'orbe qu'il comporte, il a pu vous sembler que nous nous éloignions toujours plus de notre sujet du transfert. Soyez donc rassurés, nous atteignons aujourd'hui le point le plus bas de cette ellipse[3]. »

Que la référence soit céleste ne doit pas nous étonner, car le poète comique utilise dans son « mythe » des images cosmiques, notamment sous la forme de corps « sphériques » et d'êtres ronds ; mais que dire de cette métaphore elliptique à propos du transfert ? Pourquoi introduire l'ellipse là où il est question de sphère, et même de cercle ? Cet éloignement elliptique ne nous approche-t-il pas, précisément, d'un deuxième foyer, celui à partir duquel le concept de transfert, tel que Freud le définit dans ses écrits techniques, devrait être réexaminé ? Il semblerait que le « détour » impliqué par le discours d'Aristophane soit au contraire *un moment où le récit sur l'Eros s'accélère* – et nous pensons que c'est probablement, malgré la phrase citée, l'idée de Lacan : quand on s'éloigne du transfert, on s'approche d'une certaine forme méconnue d'éros. En effet, si nous admettons de manière provisoire que le récit s'éloigne du thème du transfert, ce sera, en réalité, pour aller vers la pulsion, cette partie de nous-mêmes que nous allons chercher chez l'autre dans l'amour, notre pseudo-moitié, que Lacan nomme dans le séminaire sur le transfert l'« être de l'autre[4] ». C'est précisément là que réside la « cause » du désir[5]. Ainsi, ce « solstice d'hiver » semble bel et

3. *Le transfert*, p. 99.
4. *Le Transfert*, p. 50.
5. Il faudra, bien entendu, attendre les développements sur l'objet « a », conçu comme « cause du désir », dans le séminaire *Les quatre concepts fondamentaux de la psychanalyse* (1964).

bien être un passage obligé dans l'étude lacanienne du transfert, transfert mieux compris par Platon dans son dialogue que par n'importe qui d'autre, au point que Lacan fait du Socrate de Platon l'antécédent historique du psychanalyste.

LACAN ET ARISTOPHANE

Quand, dans son séminaire sur le transfert, Lacan aborde le discours d'Aristophane, il ne mâche pas ses mots :

> « Je vous montrerai la prochaine fois que le formidable gag que constitue le discours d'Aristophane, manifestement présenté comme une entrée de clown sur une scène de la comédie athénienne, se réfère expressément [...] à la conception cosmologique de l'homme[6]. »

Le propos est formulé de telle sorte que l'on entrevoie une co-appartenance entre la comédie clownesque et la conception cosmologique de l'homme : le clown sans la cosmologie manquerait de pertinence, la cosmologie sans le clown pourrait nous faire croire qu'il faut prendre celle-là au sérieux. Ainsi, la conception « cosmologique » de l'homme serait elle-même dérisoire, mais pour quelle raison ?

Nous proposons de séparer ces deux composantes du discours d'Aristophane : le clown et l'explication cosmologique de la nature humaine. D'emblée, Lacan place le personnage d'Aristophane sous le signe du clown, ce qui est loin d'être faux ; mais si Aristophane fait le clown, c'est parce qu'il refuse ce qu'il y a de prétendument sérieux dans les discours des orateurs précédents. Que cela soit présenté par Lacan en termes d'« entrée », nous montre bien que le personnage d'Aristophane cherche à se démarquer des autres : son entrée demande la « sortie » (la fin) d'un certain type de discours.

En même temps, le mot « entrée » ne peut que nous rappeler l'entrée d'Alcibiade, non moins clownesque, à laquelle Lacan se réfère plus loin dans son séminaire, et qu'il caractérise comme « l'entrée de la vie » dans ce dialogue. Ces deux personnages, Alcibiade et Aristophane, ont ce trait commun : leur entrée est clownesque, mais leurs propos sont sérieux et radicaux. Dans le cas d'Alcibiade, il est surprenant qu'il « entre » par le désordre, par le trouble, par la transgression, mais il est d'autant plus surprenant que ce soit aussi par cette modalité-là qu'il situe l'essentiel du personnage de Socrate. On dirait qu'il est le seul à saisir, à ses propres frais certes, ce qu'il y a de singulier dans le désir de Socrate et, par là même, ce qui rend le mieux compte de ce qui se passe dans l'amour. À ce propos, on pourrait soutenir que cette surprise dans le dialogue, cette interruption du ton monocorde des discours précédents que constitue l'entrée d'Aristophane, est en partie une sorte de « préambule » à une autre surprise : l'entrée d'Alcibiade. Si l'entrée d'Alcibiade (E2) est déterminante dans le dialogue au point que, sans elle,

6. *Le Transfert*, p. 97.

tout le dialogue se résumerait à une sorte d'élucubration, proche de la logorrhée sur l'amour, on est en droit de supposer que la première entrée, celle d'Aristophane (E1) est tout aussi importante. Elle marque une scansion, introduit une coupure, qui fait qu'avant et après elle, rien ne saurait être équivalent. Ainsi, on peut arguer que les discours de Phèdre et de Pausanias s'équivalent : le premier est à l'aimé ce que le deuxième est à l'aimant – l'équilibre est ainsi préservé. De même, il y aurait à l'intérieur même du changement de place entre Eryximaque et Aristophane une sorte d'équivalence : dans un dialogue où l'on prend la parole en fonction des places, avec les précisions techniques qui accompagnent cette sorte de rituel, un des invités prendra la parole avant son tour, en attendant que l'autre soigne son hoquet. Mais si l'on considère que l'entrée d'Aristophane, « E1 », s'éclaire à partir de l'entrée d'Alcibiade, « E2 », on est en droit de supposer qu'il y a aussi mutation, changement de ton, « coupure ». Si Lacan a pu stipuler que l'arrivée d'Alcibiade devient « l'entrée de la vie » dans le *logos*, nous nous aventurerons à supposer que la coupure aristophanesque constitue, à plusieurs égards, l'entrée de la mort comme ce qui précède la possibilité d'une nouvelle vie, l'introduction du *logos*, l'entrée de la loi, forme symbolique de la castration.

Sur cette coupure, et à la lumière du mythe d'Aristophane, écoutons donc Lacan – même s'il s'agit des propos déjà cités :

> « Cet être auquel soudain vous pouvez être rappelé par quelque accident dont la mort est bien celui qui nous fait entendre le plus loin sa résonance [précisons : la mort, cette coupure, fait rejaillir quelque chose de l'être que vous avez l'habitude d'aimer] cet être véritable, pour autant que vous l'évoquez, déjà s'éloigne [précisons encore : il suffit de l'évoquer pour qu'il ne soit plus le même, pour qu'il devienne autre du fait même de l'évoquer, de le considérer comme votre objet d'amour, bien avant que la mort l'emporte, il s'éloigne déjà] cet être "est déjà éternellement perdu" [parce que la mort physique, à savoir ce que Lacan appelle la "deuxième mort", ne fait que rappeler que la mort est déjà en nous, introduite par le symbolique, seule et vraie "première mort"]. »

On pourrait soutenir qu'Aristophane ne dit rien d'autre. Si nous avions encore des doutes, écoutons la suite du propos de Lacan :

> « Or cet être [éternellement perdu], c'est tout de même lui que vous tentez de joindre par les chemins de votre désir [première mort, incidence de la castration sur le vivant]. Seulement, cet être-là, c'est le vôtre [celui que vous avez perdu avec la première mort[7].] »

Là encore, à notre sens, Aristophane ne dit rien d'autre, et Lacan construit sa lecture du *Banquet* sur les deux piliers que sont cette première version de l'*Entwurf*[8] – le discours d'Aristophane – et la « métaphore de l'amour » que constitue le passage de l'aimé à l'aimant.

7. *Le Transfert*, p. 50.
8. FREUD S., *L'Esquisse*, Paris, PUF.

Lacan reste ambivalent à l'égard de l'Aristophane de Platon, tantôt mettant le doigt sur l'illusion de la complétude dans l'amour, tantôt et surtout relevant qu'il serait le seul à parler de l'amour comme il convient :

> « Je vais tout de suite vous illustrer ce que je veux dire en soulignant que c'est à lui que Platon fait dire les choses les meilleures sur l'amour[9]. »

Pourtant, nous pensons que Lacan garde une dette envers Aristophane, dans la mesure où son « mythe » lui servira à élaborer le mythe lacanien de la lamelle : c'est tout au moins l'avis de Jacques-Alain Miller[10]. Lisons également les *Écrits*, où Lacan met en rapport la « lamelle », à savoir sa théorie de la libido, et *Le Banquet* de Platon, par l'intermédiaire du mythe d'Aristophane[11]. Que dit le mythe de la « lamelle » ? Que la libido est un organe. Ou, pour le dire autrement, que la libido est le seul organe sexuel qui vaille. Ou, pour le dire encore autrement, que chez l'être parlant il n'y a pas d'organe sexuel[12]. Ce qui signifie réciproquement que n'importe quelle partie du corps peut devenir un organe sexuel. Il n'en reste pas moins que le mythe d'Aristophane nous paraît discutable dans la mesure où il conclut au rapport sexuel là où il ne saurait y en avoir : le message du mythe – « faire un avec l'autre » – ne peut être qu'un fantasme – tout comme l'était la deuxième loi de Pausanias.

Après le discours de Pausanias, qui prétend cadrer Eros à partir des lois, et suite au discours d'Eryximaque, qui réintroduit Eros dans le corps en distinguant deux formes « contraires » mais harmonieuses d'Eros, le discours d'Aristophane rendra compte d'une scission déterminante dans l'amour : deux lois chez Pausanias, deux « contraires » chez Eryximaque, deux moitiés chez Aristophane. Pour parvenir à l'idée de deux moitiés qui se cherchent afin de se compléter, Aristophane fait appel à ce qu'on a bien voulu nommer un « mythe », une histoire, qui surgit à un moment précis du dialogue, une fois que les discours « épistémiques » ont atteint une limite, une fois qu'ils ont épuisé certaines ressources du *logos* – et c'est probablement dû à cette limite que Lacan évoque le point le plus éloigné de l'ellipse : là où l'*épistémè* commence à faire défaut, c'est le mythe qui prendra le relais[13].

Le comique et le sérieux

Revenons donc à notre dialogue : Eryximaque prévient Aristophane de ne rien dire de « comique » à propos d'Eros, car il s'agit d'un sujet sérieux.

9. *Le Transfert*, p. 109. C'est d'ailleurs la thèse de Robin, *Notice*, p. 60 : « Ce qu'on peut exprimer de plus pénétrant sur l'amour, quand on le fait sans être soutenu par la philosophie. »
10. Miller J.-A., « Introduction à l'angoisse », *La cause Freudienne*, n° 58, octobre 2004, p. 82.
11. Lacan J., *Écrits*, p. 845 ; *Les quatre concepts fondamentaux*, p. 179.
12. Milner J.-C., *Clartés de tout*, Paris, Verdier, 2011, p. 109.
13. Notons à ce propos qu'il arrive quelque chose de similaire à Socrate quand, après avoir questionné un Agathon qui n'a plus de réponses à lui donner, il fait intervenir le récit de Diotime (201 d), se référant à un mythe, celui de la naissance d'Eros. Dans cette « limite » où l'épistéme semble faire défaut, Lacan suggère que c'est plus Socrate lui-même qui est « en panne », plutôt qu'Agathon.

Mais Aristophane prend la parole et commence par une provocation à l'endroit d'Eryximaque précisément. En effet, Aristophane commence par remercier le médecin de lui avoir prescrit l'éternuement afin de le soulager de son hoquet, mais il lui dit également :

> « Aussi est-ce une chose dont je m'émerveille, que le bon ordre du corps éprouve le besoin de tout ce vacarme et chatouillis que comporte l'éternuement » (189 a).

Si nous acceptons l'explication selon laquelle Aristophane avait le hoquet parce qu'il riait des propos de Pausanias, on peut vérifier que maintenant il se moque d'Eryximaque et de son remède (alors qu'il a été efficace). Ce *Witz* vise la littérature d'Aristophane : en effet, c'est dans ses pièces que les corps se mettent à faire de bruits et que les propos sexuels sont souvent obscènes. Réciproquement, le *Witz* d'Aristophane pourrait confirmer le fait que son hoquet aurait été provoqué par le rire et la moquerie[14]. Léo Strauss s'intéresse à ces « bruits corporels » dont nous parle Aristophane, et pointe l'idée articulée par la phrase « bon ordre du corps » qui traduirait le mot « cosmos » (τὸ κόσμιον τοῦ σώματοςἐπιθυμεῖ) Qu'est-ce que cela suggère ? Que le bon fonctionnement du corps a besoin des choses ingrates, laides, et non seulement des belles choses et des beaux discours. Bref : l'amour peut-être laid. Ou, pour le dire autrement, la libido a besoin des bruits et nous éloigne ainsi de la prétendue « harmonie » des contraires présentée par Eryximaque dans son éloge. C'est tout le discours du médecin qui s'en trouve visé.

Pourtant, après la mise en garde d'Eryximaque (il lui dit qu'il veillera sur lui afin de l'empêcher de prononcer des propos dérisoires sur l'amour), on dirait qu'Aristophane change de ton du tout au tout. Voici la réponse d'Aristophane :

> « Mon opinion est en effet que les hommes n'ont absolument pas conscience de ce qu'est le pouvoir de l'Amour : si vraiment ils en étaient conscients, ce sont les temples les plus magnifiques qu'ils lui auraient élevés, et des autels, et ils lui offriraient les plus magnifiques sacrifices. Au contraire, rien de tout cela n'existe aujourd'hui à sa gloire, et il faudrait absolument que tout cela existât » (189 c).

Partons donc de ce constat : Eros n'a jamais fait partie des douze dieux olympiens. C'est bel et bien le point de départ du discours « sérieux » d'Aristophane. Nous l'avons déjà remarqué : il est sérieux en ce sens qu'il est le premier à parler d'Eros en tant que tel et non, comme l'ont fait les précédents orateurs, en fonction d'autres termes ou d'intérêts personnels. Concernant le dieu Eros, et comme le signale Mattéi, citant Pausanias[15], « on l'adorait depuis la plus haute antiquité [...] sous la forme archaïque d'une pierre non taillée à côté des statues récentes de Praxitèle et de Lysippe[16] », mais en aucun cas il n'atteignait la dignité d'un dieu olympien. Une pierre non taillée, une forme informe.

---

14. Voir chapitre précédent.
15. PAUSANIAS, *Itinéraire*, IX, 27, 1.
16. MATTÉI, J.-F., *Platon et le miroir du mythe*, Paris, PUF, 1996, p. 284.

Ainsi, Aristophane énonce deux propos : d'une part, il suggère que le corps a besoin de bruits laids, voire vulgaires et, d'autre part, il affirme qu'Eros n'est pas moins négligé, qu'il n'est pas traité comme d'habitude on traite un dieu. Ainsi d'un côté il met en avant le côté grossier et viril d'Eros, et de l'autre, il souligne le manque de piété des hommes envers ce dieu : on passe du ridicule au sublime. À suggérer ainsi qu'Eros n'est pas traité comme un dieu, anticipe-t-il Diotime sur ce point, qui fait d'Eros un démon plutôt qu'un dieu ? On peut supposer qu'en faisant intervenir Zeus dans l'histoire qu'il raconte, Aristophane entendrait suppléer ce défaut, ce manque de piété. Mais si l'on est freudien, on ne peut écarter l'un sans l'autre, ni affirmer l'un sans la cohabitation de l'autre : le laid cohabiterait avec la divinité, le « rabaissement érotique[17] » serait le compagnon de route de l'idéalisation amoureuse. La grossièreté des comédies d'Aristophane indique que, pour lui, Eros a trait à quelque chose de vil et non de noble. Le sexuel y est présent, mais sous une forme rabaissée. Pourquoi donc donner la parole à quelqu'un qui utilise des mots aussi crus pour parler de l'amour et d'une divinité ? À cette question on doit répondre par ce constant surprenant : le discours tenu par Aristophane n'est absolument pas grossier et n'a rien à voir avec le langage employé dans ses comédies. C'est comme si Aristophane lui-même devenait, au début de ces échanges avec Eryximaque, une sorte de personnage de ses propres comédies mais, tout de suite après s'être manifesté comme tel, proférait un discours construit sous l'égide de la piété et de l'exaltation d'une sorte d'amour façonné par les divinités.

Remarquons le fait suivant : quand, au début de l'échange verbal entre Aristophane et Eryximaque, celui-ci oblige Aristophane à arrêter la dérision, une phrase scande cet échange et marque un avant et un après dans le discours du poète comique. Eryximaque menace d'utiliser la force contre l'« arme du rire[18] » :

> « Aristophane, mon bon, gare à toi ! repartit Eryximaque. Tu fais le plaisant au moment où tu as à parler, et c'est moi que tu obliges à monter la garde autour de tes paroles, pour le cas où tu dirais quelque chose de risible, tandis que rien de t'empêchait de parler en paix ! » (189 a-b).

La réponse à cette injonction du médecin est un changement de ton dans le discours du poète comique : « Eryximaque, dit-il, tu as raison ; mettons que je n'ai rien dit ! » (εὖ λέγεις, ὦ 'Ερυξίμαχε, καί μοι ἔστω ἄρρητα τὰ εἰρημένα) (189 b).

Il y a ainsi une sorte de « rectification » qui est sans doute plus significative pour Aristophane lui-même que pour son interlocuteur. Aristophane demande « Mais de grâce, pas de garde autour de moi ! », ce qui peut bel et bien signifier « tu n'auras plus besoin », comme le suggère la phrase suivante :

17. FREUD S., « Contributions à la psychologie de la vie amoureuse », *La Vie Sexuelle*, Paris, PUF, 1953.
18. ROSEN, *Plato's Symposium*, p. 133.

> « Car ce qui m'effraie pour les propos que je dois tenir, non, ce n'est pas qu'ils ne soient point risibles [...] mais bien qu'ils ne soient ridicules » (189 b 6).

On voit bien qu'il s'agit d'une phrase qu'Aristophane prononce comme une réflexion qu'il se fait à lui-même : à partir de là, il changera de discours ou, pour le dire autrement, à partir de ce moment-là, la prise de parole qui avait été retardée à cause du hoquet, implique, en réalité, qu'il ne parlera pas en tant qu'Aristophane, l'Aristophane réel, le poète comique, mais depuis une autre place[19]. Signalons en dernier lieu que ce moment d'inflexion, de « rectification subjective », ressemble à cet autre moment, signalé par Lacan, où Agathon, face au questionnement dialectique de Socrate, face à son *élenkhos*, reconnaît ne pas avoir compris ce que lui-même disait à l'instant[20]. La différence c'est qu'Aristophane semble savoir ce qu'il va dire et qu'il ne fera, au moins pour le moment, l'objet d'aucune critique. Sur cet aspect on peut penser qu'Eryximaque a le même rôle qu'aura Socrate face à Agathon, non en raison de la manière dont il interroge les autres, mais en tant qu'agent d'une scansion dans un discours et en tant qu'opérateur d'un changement conceptuel dans le dialogue.

ARISTOPHANE : RÉEL OU FICTIF ?

Léo Strauss pose la question suivante : y a-t-il une correspondance entre la doctrine d'un orateur et le personnage qui l'expose ? La question est difficile, mais Strauss considère que « le discours d'Aristophane [...] nous permet de répondre à cette question[21] » à quoi il ajoute qu'il y a un rapprochement explicite entre la théorie exposée et le personnage qui l'expose :

> « Les hommes et les dieux olympiens, pouvons-nous dire, et j'emploie une expression crue que je ne crois pas inappropriée quand il s'agit d'Aristophane, sont les seuls êtres sexués[22]. »

Ainsi, Strauss considère que la doctrine exposée par Aristophane, celle qui a trait aux organes sexuels, correspond bel et bien à l'Aristophane réel, l'auteur des comédies, qui a l'habitude d'utiliser des expressions crues et de s'intéresser au sexe comme tel. Signalons en passant que Lacan ne serait pas en désaccord avec cette interprétation[23].

19. Nous suivons ici une idée de J.-C. Milner (communication personnelle).
20. Même si les deux phrases sont bien différentes dans le texte grec : « Il est fort probable [...] que je n'aie rien entendu, Socrate, à ce dont je parlais à ce moment-là » : κινδυνεύω, ὦ Σώκρατες, οὐδὲν, εἰδέναι ὧν τότε εἶπον (201 b 6-7).
21. *Sur Le Banquet*, p. 151.
22. *Sur Le Banquet*, p. 156.
23. « C'est unique et stupéfiant sous la plume de Platon – la possibilité que l'apaisement amoureux se trouve référé à quelque chose qui a incontestablement rapport [...] avec une opération sur le sujet des génitoires », *Le transfert*, p. 118.

Pour mieux comprendre le tour de passe-passe opéré par Platon entre les deux personnages, Eryximaque et Aristophane, reprenons le fil du dialogue : c'est à Aristophane de parler, mais celui-ci est privé de parole, en raison de son hoquet. Eryximaque prendra la parole à sa place. Lacan interprète le hoquet d'Aristophane dans le sens suivant : il se tordait de rire après les propos absurdes de Pausanias sur la nécessité d'une loi obligeant les jeunes *érôménos* à aller vers les *érastès*. Sans rentrer ici dans les détails, comme nous l'avons déjà indiqué, il y a beaucoup d'interprétations qui ont été consacrées au hoquet d'Aristophane. Différents auteurs, depuis le XIXe siècle, ont proposé l'explication rappelée par Lacan, tandis que d'autres pensent qu'il était alcoolisé, qu'il avait trop mangé, ou alors qu'il se moque d'Eryximaque. Quoi qu'il en soit, il ne faut pas oublier que le *Banquet* est aussi une sorte de vengeance de Platon : il venge Socrate, à cause des *Nuées* d'Aristophane, pièce comique où Socrate, considéré comme un sophiste, est ridiculisé. Dans cette pièce, Socrate et ses disciples sont présentés comme vivant dans une saleté psychotique, dans des conditions de vie « incuriques » : des fous qui ne se lavent jamais, des gens qui vivent en dehors des lois de la cité.

Jean-Claude Milner nous a communiqué son hypothèse concernant l'épisode du hoquet d'Aristophane ainsi que le contraste avec la nature de son discours : de toute évidence, c'est au travers du hoquet et du discours qu'il fait tenir à Aristophane que Platon venge Socrate. Mais comment ? Il faut relire les *Nuées*. D'une part, il réduit Aristophane à être une sorte d'animal, privé de *logos*, en l'assimilant ainsi au personnage nommé « Strepsiade », dans les *Nuées*. D'autre part, nous savons que cette parodie présente Socrate comme un être pédant qui donne des explications naturelles sur tout et n'importe quoi. À ce propos, il est intéressant de lire Ghérard Krüger, auteur allemand et catholique, qui en 1939, a publié un livre qui n'a toujours pas été traduit en français, intitulé *Einsicht und Leidenschaft* (Raison et passion[24]). Il évoque l'hypothèse selon laquelle dans le *Banquet* il y a « deux Aristophanes » : l'hébété (le Strepsiade-Aristophane blagueur, hoquetant, si l'on suit l'hypothèse de Milner) et le « sage », à savoir celui qui tient un discours physiologique sur l'origine de l'amour. Autrement dit, dans *Le Banquet*, Platon fait tenir à Aristophane, le même type de discours qu'Aristophane fait tenir à Socrate dans *Les Nuées*. Ainsi, selon Milner, la vengeance serait « double » : « Quand Aristophane parle par lui-même, il a le hoquet ; quand finalement il parvient à parler, il parle comme ceux dont il s'est moqué[25]. »

Eryximaque parlera ainsi à la place d'Aristophane : cela veut dire qu'Aristophane ne parlera pas à la place qui devrait être la sienne. Mais alors que pour Strauss leurs places sont « interchangeables », selon Milner, elles ne le sont pas, car le changement de places s'accompagne d'un changement d'énonciation :

24. *Einsicht und Leidenschaft. Das Wesen des platonischen Denkens*, Frankfurt, Klostermann, 1939, 2e édition : 1948, 3e édition : 1961. Nous avons consulté la traduction italienne : KRÜGER G., *Ragione et Passione, L'essenza del pensiero platonico*, Milano, Vita e Pensiero, 1995, p. 121-122.

25. MILNER J.-C., communication personnelle.

> « La prise de parole d'Aristophane sera donc déplacée, exactement comme avait été déplacé le discours qu'il faisait tenir à Socrate, en le suspendant dans les airs : l'inversion "horizontale" de la succession des prises de parole entre Eryximaque et Aristophane en raison du hoquet, répète l'inversion du haut et du bas dans les *Nuées* (Socrate voit le monde depuis en haut, pour mieux contempler le cosmos). Les deux inversions répondent à l'inversion du point d'énonciation chez Aristophane, celui-ci faisant tenir à Socrate un discours de physiologue, qui est à l'inverse du sien propre[26]. »

Au risque de nous répéter : dans *Le Banquet*, Aristophane parlera en physiologue, comme parlerait le Socrate des *Nuées*, mais en même temps l'Aristophane hoquetant rappelle également le Strepsiade des *Nuées*. Si nous considérons, par exemple, les vers 385-394 des *Nuées*, qui portent sur le pet, on voit bien que le hoquet serait une sorte de « pet inversé » : Milner suppose volontiers que le hoquet en est une reprise, là encore inversée, entre haut et bas[27]. L'Aristophane de Platon commence par être Strepsiade et finit par être Socrate : le Socrate des *Nuées*[28].

Selon cette hypothèse, ce deuxième Aristophane savant « imite » le Socrate des *Nuées*, qui donne des explications « naturelles » sur Eros à partir de la *phusis*, de la nature des êtres vivants. Ainsi, la thèse « Krüger-Milner » va dans le sens d'une ironie sur les *Nuées* d'Aristophane[29]. Quoi qu'il en soit, un problème reste à notre sens insoluble : si la description de l'histoire racontée par Aristophane dans le *Banquet* est une description physiologique, peut-on considérer que les discours de l'Aristophane réel sont eux aussi « physiologiques » ? Rien n'est moins sûr. On évoque volontiers un Aristophane (réel) imprégné par l'orphisme[30], mais il reste à comprendre si cette analyse épuise la conception de la nature comme d'un tout, idée qui est plus proche des physiciens[31].

Dérisions

Une autre question, qui a été posée à maintes reprises, surgit : le mythe raconté par Aristophane, est-il proche de la pensée platonicienne ? Certains répondent par l'affirmative, d'autres penchent pour la négative[32]. D'autres

26. Milner J.-C., communication personnelle.
27. Concernant l'inversion des termes en fonction du tube digestif et leur place dans les mythes, nous renvoyons également à Lévi-Strauss C., *La potière Jalouse*, Paris, Éditions du Plon, 1985.
28. Stanley Rosen, quant à lui, n'hésite pas à mettre en rapport l'Aristophane du *Banquet* avec le personnage Strepsiade des *Nuées*, cf. Rosen, *Plato's Symposium*, chapitre V.
29. On considère que l'auteur comique a contribué au procès contre Socrate et sa mise à mort ; Cf. *Apologie de Socrate* (19 b-d).
30. Guthrie W. K. C., *Orphée et la religion grecque*, Paris, Payot, 1956, notamment concernant *Les Oiseaux*, p. 108-121.
31. Sur la distance qui sépare le Socrate historique de celui aristophanesque, voir aussi Dover K. J., *Aristophanic Comedy*, University of California Press, 1972, p. 116-120.
32. Mattéi J.-F., *Platon et le miroir du mythe*, p. 288-289 : « Quelle que soit la séduction du mythe orphique d'Aristophane, que bien des lecteurs retiendront de préférence au discours de Diotime, la thèse de l'unité originelle perdue ne révèle pas l'enseignement essentiel de Platon. »

commentateurs encore trouvent une parenté entre l'Aristophane du *Banquet* et l'Aristophane réel. C'est le cas de Luc Brisson dans *Le sexe Incertain*, mais aussi de F. Flahault dans *L'extrême existence*[33]. En effet, c'est dans la pièce *Les oiseaux*, qu'Aristophane évoque un mythe, une cosmogonie orphique, à travers laquelle les animaux prouvent l'antériorité matérielle de leur espèce par rapport aux hommes. C'est dans ce cadre qu'une explication mythique est évoquée où Eros naît d'un œuf. On voit bien qu'il y a une similitude avec les êtres ronds dont parle Aristophane dans le *Banquet*. Voici ce qu'on peut lire dans les *Oiseaux* :

> « Au commencement était le Chaos et la Nuit et le noir Erèbe et le vaste Tartare, mais ni la terre, ni l'air, ni le ciel n'existaient. Dans le sein infini de l'Erèbe, tout d'abord la nuit aux ailes noires produisit un œuf sans germe, d'où, dans le cours des saisons, naquit Eros le désiré[34]. »

Luc Brisson met en rapport cette explication mythique que l'on trouve dans le texte d'Aristophane avec les cosmogonies orphiques. De quoi s'agit-il ? Elles font naître un dieu, Phanès – qui est aussi appelé Eros, – d'un œuf, à telle enseigne que cet Eros (Phanès) ressemble, dans sa description, aux êtres ronds dont on parle dans *Le Banquet*. Nous comprenons pourquoi Brisson stipule que la version du mythe d'Aristophane que l'on peut lire dans *Le Banquet* est compatible avec ce que le poète comique évoque déjà dans ses pièces. Elles semblent obéir à une même logique. Lisons à ce propos le texte que Mattéi consacre aux mythes :

> « Le fragment 57 d'Orphée, dû à Athénagore, précise que l'œuf cosmique originel se sépara en deux, la partie supérieure formant le ciel et la partie inférieure la Terre. [...] Peut-être Platon a-t-il trouvé ici le modèle du mythe des androgynes qu'il attribue à Aristophane dans *Le Banquet* ; Proclus en tout cas émettra l'hypothèse que Platon a emprunté à Orphée le dieu qu'il nomme "Eros et puissant démon[35]". »

Mais si Lacan a pu évoquer une « dérision de la sphère[36] », c'est plus en rapport avec les textes de Platon que par une supposée parenté (que nous ne nions pas) avec de sources extra-platoniciennes : dans le *Timée*, il est aussi question de la sphère, à ceci près qu'elle semble être bien moins irrégulière dans son relief que les hommes ronds d'Aristophane. C'est ce qui nous permet de relativiser, au moins en partie, les références à l'œuf, dans la mesure où on lui suppose une entièreté qui n'a pas besoin des autres et surtout qui n'est pas exposée à quelque « coupure » que ce soit. Il y a ainsi une dimension monadique voire autistique de la sphère présentée dans le *Timée* :

> « Elle est ronde, elle est pleine, elle est contente, elle s'aime elle-même, et surtout elle n'a pas besoin d'œil ni d'oreille puisqu'elle est par définition l'enveloppe de tout ce qui peut être vivant[37]. »

33. FLAHAULT F., *L'extrême existence*, Paris, François Maspero, 1972.
34. Cité par BRISSON L., *Le sexe incertain*, Paris, Les Belles Lettres, 2008, p. 79 (*Oiseaux* v. 693-702).
35. *Platon et le miroir du mythe*, p. 285.
36. *Le transfert*, p. 117 : « Le discours d'Aristophane, c'est la dérision du *sphaïros* platonicien, tel qu'il est articulé dans le *Timée*. »
37. *Le transfert*, p. 116.

La sphère du *Timée* deviendrait une sorte de *Verwerfung* de la castration, si nous la comparons aux êtres ronds du *Banquet* exposés, comme ils le sont, à la coupure.

Résumons : le mythe raconté par Aristophane trouve des antécédents dans l'œuvre du poète comique (*Les Oiseaux*), mais il semble en réalité être une sorte de reprise d'un autre « mythe » platonicien, la sphère du *Timée*, reprise qui constitue une réfutation de la conception harmonique de ladite sphère. L'histoire racontée par Aristophane serait incompatible avec la pensée platonicienne, si l'on pense au *Timée*, mais s'éloigne tout autant des comédies de l'Aristophane réel, si l'on considère que cet auteur n'est pas spécialement connu pour ses explications cosmologiques, comme nous l'avons déjà suggéré.

F/F, M/M, F/M, M/F

Citons ici l'histoire racontée par Aristophane dans *Le Banquet* :

> « Mais ce que vous devez apprendre en premier, c'est quelle est la nature de l'homme et quelles ont été ses épreuves ; c'est qu'en effet, au temps jadis, notre nature n'était point identique à ce que nous voyons qu'elle est maintenant, mais d'autre sorte. Sachez d'abord que l'humanité comprenait trois genres, et non pas deux, mâle et femelle, comme à présent ; non, il en existait en outre un troisième, tenant des deux autres réunis et dont le nom subsiste encore aujourd'hui, quoique la chose est disparue : en ce temps-là l'androgyne était un genre distinct et qui, pour la forme comme pour le nom, tenait des deux autres, à la fois du mâle et de la femelle. [...] En second lieu, elle était d'une seule pièce, la forme de chacun de ces hommes, avec un dos rond et des flancs circulaires ; ils avaient quatre mains, et des jambes en nombre égal à celui des mains ; puis deux visages au-dessus d'un cou d'une rondeur parfaite, et absolument pareils l'un à l'autre, tandis que la tête, attenant à ces deux visages placés à l'opposite l'un de l'autre, était unique ; leurs oreilles étaient au nombre de quatre ; leurs parties honteuses, en double ; tout le reste, enfin, à l'avenant de ce que ceci permet de se figurer » (189 d – 190 a).

Les trois types d'êtres doubles évoqués par Aristophane étaient « ronds », ce qui veut dire qu'ils formaient un « tout ». Ils étaient « d'une seule pièce », malgré le fait qu'ils étaient doubles. En tout état de cause, ces êtres n'ont pas besoin d'Eros, ils n'ont pas besoin de se chercher parce qu'ils ont tout à leur portée, la reproduction s'assurant à travers la terre, d'où ils naissaient. Autrement dit, « l'union sexuelle indissociable d'une disjonction des sexes ne deviendra possible qu'après la bissection de ces êtres doubles par Zeus[38] ». Mais s'ils étaient doubles, les termes mâle/femelle étaient double aussi, ce qui entraînerait, toujours selon Brisson, un mode de distribution du type « M/M, F/F, M/F ou F/M ». Les deux premiers couples correspondent aux mâles et femelles originaires, les deux derniers aux androgynes. Il en ressort donc que ces êtres, avant d'être « doubles » étaient un tout, une seule pièce, et qu'ils ne deviennent

38. *Le sexe incertain*, p. 71.

« doubles » qu'à partir du moment où ils sont susceptibles d'être coupés, séparés. Citons le propos de Brisson :

> « Ces êtres doubles sont dotés de deux organes sexuels du même type que ceux que possèdent maintenant les êtres humains : mâle (M)/femelle (F), mais groupés en couple où ces éléments de base M et F sont ainsi distribués : mâle originel (M, M), femelle originelle (F, F), et androgyne *(M, F) ou (F, M*[39]*).* »

Nous citons *in extenso* le propos de Luc Brisson parce que l'auteur, nous semble-t-il, passe trop vite sur un détail qui mériterait d'être développé. En effet, dans le mythe raconté par Aristophane, il est dit que nous avons deux termes et trois combinatoires : les deux termes étant M et F et les trois combinatoires sont M/M, F/F, M/F. Autrement dit, puisqu'il s'agit des êtres ronds, il est inutile de préciser quand il s'agit de l'androgyne « (M, F) ou (F, M) », comme le fait Brisson dans sa distribution. Quelle différence trouverions-nous entre M/F et F/M puisqu'il s'agit d'êtres circulaires ? Pour le dire autrement : dans le texte de Brisson, quelle alternative désigne la conjonction « ou » ? L'avant et l'arrière, alors qu'il est précisé que ce sont des êtres sphériques qui peuvent « rouler » dans tous les sens ?

Entendons-nous provisoirement sur ce point : la conjonction « ou » dans la paire « (M, F) ou (F, M) » évoquée par Brisson n'a pas de sens. Par contre, la distribution « (M, F) ou (F, M) » aurait tout son sens si nous placions l'être androgyne « M/F » devant une glace, ou, pour le dire autrement, si nous faisions tourner « M/F » autour de son axe de symétrie orthogonale. Dans ce cas il faudrait différencier deux types d'alternatives symétriques et inversement opposées : « M/F ou F/M », même si l'objet réel reflété est le même, à savoir un être androgyne. Par cette précision, nous voulons accentuer le fait que le résultat n'est pas identique, que la symétrie introduite par l'artifice de la glace montre bien que M/F n'est pas identique à F/M et cette précision n'a de sens que si nous éliminons, par exemple, un des termes : si nous éliminons le premier terme dans F/M, on garde un « M » et inversement.

Nous ne faisons que prendre au sérieux la « distribution » proposée par Brisson (« M/M, F/F, M/F ou F/M ») : pour les deux derniers termes, elle nous oblige à concevoir une dissymétrie foncière pour chaque être rond, là où on serait prêt à leur supposer une symétrie (de même que l'envers et l'endroit d'un gant ne sauraient constituer une surface identique[40]). Ainsi, la symétrie ne fait que cacher une dissymétrie : celle qui correspond à un être avec deux sexes différents, car il n'y a que dans la glace que ces êtres ronds androgynes apparaissent comme symétriques (c'est-à-dire qu'on les voit M/F ou F/M selon qu'on va de

39. *Le sexe incertain*, p. 71 (nous soulignons).
40. Lacan rappelle l'expression « ça lui va comme un gant », à condition de savoir que l'envers et l'endroit d'un gant ne constituent pas la même surface. *Le séminaire*, Livre XXIII, *Le Sinthome*, Paris, Le Seuil, 2005, p. 84-86.

gauche à droite ou inversement). Mais cet artifice dévoile encore autre chose : une différence qui passe inaperçue sous la forme ronde originale quand il s'agit des êtres *du même sexe*. Nous avons l'impression qu'ils sont pareils, puisqu'ils possèdent le même organe sexuel, alors que, dès qu'ils seront sectionnés ou susceptibles de l'être, ils ne seront pas plus « symétriques » qu'un être rond androgyne. Ce n'est pas pour rien que c'est sous sa forme « androgyne » que ces êtres ronds frappent le plus notre imagination : les êtres ronds deux fois homme ou deux fois femme ne sont pas « identiques » ni symétriques puisqu'ils contiennent, en réalité, deux êtres différents. En ce sens, les êtres ronds d'Aristophane pourraient dire « nous sommes tous des androgynes » !

Bref : l'androgyne se caractérise par sa disparité, laquelle nous oblige à préciser (M/F ou F/M), mais cette disparité est inhérente à tous les êtres ronds, peu importe la distribution des genres, homogène ou hétérogène. Pour le dire encore autrement, si nous suivons la distribution proposée par Brisson, si nous gardons l'option « M/F ou F/M », il faudra également écrire « F/F ou F/F, M/M ou M/M » quand il s'agit des êtres avec un même sexe, car il s'agira à chaque fois d'êtres différents. Précisons d'ailleurs que ce n'est pas pour rien que dans le récit d'Aristophane, Zeus menace de couper à nouveau les êtres déjà coupés en deux, avec comme résultat encore une autre moitié, de telle sorte qu'il y aurait huit êtres qui n'auraient d'autre choix que de marcher à cloche-pied. Si nous restons proches du récit d'Aristophane, on peut en effet se contenter de : F/F, M/M, F/M. Mais nous tenons à l'écriture de Brisson, à sa formulation « F/M ou F/M » pour la simple raison que là où elle prétend montrer une symétrie, elle fait apparaître une disparité. Cette disparité devient patente à l'heure de choisir un des deux termes : si l'on suit l'idée de Strauss, celle de la probable mort d'une des moitiés au moment de la séparation et sur laquelle nous reviendrons plus loin, ce choix ne relèverait pas que de la métaphore. C'est là où Oscar Wilde voit le mieux quand, implicitement, il évoque le mythe d'Aristophane et préfère le résoudre par le *Witz* : « Aimer c'est faire que deux corps deviennent un – toute la question est de savoir lequel des deux. » C'est-à-dire qu'il y a un choix à faire et que, dans ce choix, nous perdrons une des moitiés.

C'est devant la glace, où paradoxalement l'image est symétrique, que l'être double rond s'aperçoit de sa propre altérité, de sa propre asymétrie, de son « androgynéité » essentielle, si l'on peut s'exprimer ainsi. En réalité, l'artifice de la glace ne sert qu'à mettre en évidence la torsion autour d'un axe de symétrie orthogonale. C'est ainsi que l'on peut justifier la distribution dont parle Brisson dans son texte : grâce à l'androgyne, on sait que nous avons affaire, dans les trois cas (M/M, F/F, M/F), à une autre moitié dissemblable. L'apparente symétrie cache, en réalité, une dissemblance foncière. Il arrive à l'être androgyne (mais aussi à M/M et F/F !) la même chose qu'à une molécule dextrogyre quand elle possède des hydroxyles « à droite » au lieu de les avoir à gauche : cela a des conséquences sur son profil dynamique et sur les effets de ladite molécule. C'est ainsi (nous insistons : et seulement ainsi) que les quatre combinatoires de Brisson deviennent non seulement pertinentes, mais nécessaires : elles mettent en évidence ce dont il est question dans la division des êtres ronds, à savoir qu'ils sont profondément asymétriques. L'artifice de la glace sert à comprendre le fait que face à l'androgyne, il y aura un choix à faire entre deux options : F ou M. Réaffirmons donc maintenant avec Luc Brisson : si les deux termes sont masculin et féminin (M et F), les quatre combinatoires possibles seront M/M, F/F, M/F ou F/M[41].

Autrement dit, si ces êtres sont doubles, et si le fait d'être double introduit une disparité, alors, cela entraînera un mode de distribution dont la séquence serait la suivante : M/M, F/F, M/F et F/M. Ce type de structure est appelée en mathématiques « groupe de Klein » et comporte deux termes et quatre (et non trois) combinatoires possibles[42]. L'artifice de la glace, qui dédouble les être doubles, nous montre bien que la seule possibilité que nous ayons d'obtenir les quatre combinatoires, est de concevoir que les êtres ronds non seulement puissent être séparés, mais doivent être séparés. Comme le souligne Brisson, le fait que la bisexualité implique une « asexualité » – des êtres non concernés par Eros, – nous oblige à un artifice pour qu'ils deviennent sexués : « Pour se perpétuer, l'être androgyne doit, dans un premier temps, se dédoubler[43] », c'est-à-dire que l'autre moitié sera perdue, ou tout au moins séparée. C'est d'ailleurs le message du mythe raconté par Aristophane. Autant dire que la mise en « groupe de Klein » introduite par Brisson n'a de sens que dans un deuxième temps : au moment où l'on décide de les séparer et non quand ils constituent des êtres « à part entière ». Mais, comme chacun le sait, Zeus ne se soucie pas de l'avenir de ces êtres : il se limite à les couper, ce qui fait dire à Aristophane, « ironiquement », qu'une fois coupés, ils seront plus nombreux à rendre hommage aux dieux. Il faut donc l'intervention d'Apollon, dieu médecin, guérisseur, chargé par Zeus de finir la tâche qu'il avait commencée : après la coupure, il faudra ajouter quelque « torsion ». C'est ainsi qu'Apollon s'occupe de « retourner le visage, avec la moitié du cou, du côté de la coupure » (190 e). Considérons un point très important, souligné par la plupart des commentateurs, à savoir le soin que prend Aristophane à décrire le procédé digne d'un cordonnier ou d'un chirurgien esthétique (ou des deux), à savoir le *lifting* nécessaire à étirer et lisser la peau, de telle sorte que la « suture » et le point de fermeture de la peau laissée ouverte suite à la bissection, corresponde bel et bien à ce que nous appelons le nombril.

41. Ou, pour être exhaustifs : M/M ou M/M, F/F ou F/F, M/F ou F/M.

42. Nous évoquons le « groupe de Klein », bien que, en réalité, pour engendrer la base d'un groupe de Klein, il suffise de croiser un ensemble avec lui-même, comme le fait souvent Lévi-Strauss quand il utilise l'ensemble {++, + -, - +, - -}, soit {+, -} x {+, -}. On peut faire la même chose avec {0, 1}, {M, F}, etc.

43. *Le sexe incertain*, p. 67.

Voilà l'opération produite par Apollon après la coupure, à savoir une torsion et ensuite une suture. On pourrait supposer que la tâche est terminée, mais non : cette première torsion de visage et d'une partie du cou n'est pas viable, la *technè* des médecins ne suffit pas à traiter Eros. Aristophane pointe l'aspect imparfait du « groupe de Klein » ainsi constitué :

> « Alors chaque moitié, soupirant après sa moitié, la rejoignait ; s'empoignant à bras le corps, l'une à l'autre enlacées, convoitant de ne faire qu'un seul être, elles finissaient par succomber à l'inanition et, d'une manière générale, à l'incapacité d'agir, parce qu'elles ne voulaient rien faire l'une sans l'autre » (191 a-b).

Il fallait donc une nouvelle torsion. Nous avons trois temps : l'instant de voir, qui conduit à la dissymétrie, à la coupure ; le temps pour comprendre, à savoir la constitution du groupe de Klein décrit supra (M/M, F/F, M/F, F/M) qui se trouve être sans issue après la première torsion d'Apollon et, finalement, le moment de conclure, soit la deuxième torsion opérée par Zeus.

Nous avons dit que le groupe de Klein avec ses quatre combinatoires n'avait de sens que si les couples allaient être coupés (sans quoi, on aurait pu se contenter de trois combinatoires : F/F, M/M, F/M, puisqu'ils pourraient continuer ensemble). Ces êtres ronds, nous l'avons déjà souligné, n'ont besoin de personne. Plus précisément, ils n'ont pas besoin des dieux, ni les dieux d'eux. Quand les dieux s'occupent d'eux, c'est pour les couper : aussitôt qu'un tiers se mêle de leur vie, c'est pour le pire.

Reprenons l'exemple de la glace : dans le cas de l'androgyne – et, nous l'avons déjà dit, sans doute dans ce seul cas – ils parviennent à se percevoir comme des êtres différents (M/F) et donc susceptibles d'êtres séparés, en M/F ou en F/M. Pourquoi ? Parce que la survie de l'un des deux implique la mort de l'autre. Cela semble être la déduction qui s'impose à Léo Strauss, quand il relève qu'il y a trop de peau (« *We see there was much skin* ») quand il s'agit de lisser les parties superflues. Il y en a trop pour une des moitiés, mais pas assez pour l'autre. De ce fait, qu'advient-il de la peau correspondante à l'autre moitié ? Strauss souligne :

> « Nous voyons qu'il y avait beaucoup de peau. Il y avait des plis et il lui a fallu utiliser un outil de cordonnier afin de les faire disparaître. Mais où Apollon a-t-il trouvé la peau supplémentaire nécessaire pour qu'il y ait encore des plis supplémentaires qu'il fallût lisser ensuite ? Il fait comme si la peau de l'homme entier était désormais disponible pour la moitié, ce qui était bien sûr erroné. A-t-il dans chaque cas abandonné une moitié, *en la laissant périr sans peau*[44] ? »

Qu'advient-il donc de l'autre moitié ? Voilà la question posée par Strauss. Meurt-elle ? Autant dire que, d'emblée, les deux moitiés ne sont pas égales, que la dissymétrie est poussée jusqu'au bout, jusqu'à la mort probablement, de l'une des moitiés. L'autre moitié n'est pas une vraie moitié, elle restera à jamais privée

44. *Sur Le Banquet*, p. 153 (nous soulignons).

de peau, de nombril, elle est condamnée. Le passage du discours d'Aristophane où il est dit qu'une des moitiés n'est qu'un « symbole » de l'autre moitié, nous indique que la perte sera définitive :

> « Chacun de nous est donc le "symbole" d'un être humain, attendu qu'il a été coupé à la façon d'un carrelet ; d'un être unique, deux êtres ont été tirés. Voilà pourquoi chacun est toujours à la recherche de son "symbole" » (191 d-e, trad. L. Brisson).

Brisson rappelle ainsi que le mot *sumbolon*, désigne en grec ancien un objet coupé en deux morceaux, « dont la réunion constitue un signe de reconnaissance[45] ». Mais, nous l'avons déjà dit, on ne peut écarter la possibilité que l'une des deux moitiés meure, de sorte que le « symbole » serait la seule chose qui nous reste d'elle : nous mesurons ainsi combien cette « union » des moitiés est, même pour Aristophane, une chose simplement impossible[46].

UN TIEN VAUT MIEUX QUE DEUX TU L'AURAS

Quel est le sens de notre propos ? C'est d'indiquer que considérer les êtres à partir de leur homogénéité sexuelle est trompeur. Que dans l'alternative F/F, par exemple, il y a deux êtres et non pas un, et que la coupure le fera redevenir un seul être, puisque l'autre disparaîtra. À partir de là, la moitié survivante, devenue un être à part entière, aura besoin de la « double torsion », en raison de la coupure. Après la bissection, Zeus charge Apollon de leur retourner le visage de telle sorte que « l'homme, ayant toujours sous les yeux le sectionnement qu'il avait subi, aurait plus de retenue » (190 e). On peut ainsi constater que le facteur « visuel » est déterminant en ce qui concerne cette première torsion, ce qui nous encourage à retenir l'artifice de la glace que nous avons introduit. La vision de la blessure, de la cicatrice, n'est que la trace de ce que cet être androgyne pouvait déjà percevoir avant la bissection, confronté à une autre moitié différente de lui. La première torsion a comme seul but de rappeler visuellement l'asymétrie présente depuis toujours. Cette première torsion est fonctionnellement inutile : on aurait mieux fait de laisser la tête à l'endroit, sans la tordre. Cette première torsion n'est faite que pour rappeler au vivant le poids du *nomos*, de la loi, en ne lui montrant ainsi que l'« incidence négative du désir[47] »,

45. *Le sexe incertain*, n° 13, p. 154.
46. Ainsi, STRAUSS, *Sur Le Banquet*, p. 158, affirme : « La recherche est de toujours, on ne parvient pas au but. Car chaque être humain recherche, non pas purement et simplement un autre être humain quelconque, mais l'être humain individuel qui est par nature son autre moitié. Pour montrer l'impossibilité de cette situation, il nous faut nous rappeler de la possibilité que, du fait de l'erreur d'Apollon, l'autre moitié a pu avoir été abandonnée écorchée et ainsi avoir péri. Les hommes ne trouveront alors jamais leur autre moitié. »
47. LACAN, « La Jeunesse de Gide », *Écrits*, p. 754 : « Le désir n'a laissé ici que son incidence négative. »

ce qui revient à dire une loi sans désir. On peut affirmer qu'à partir du moment où les êtres se perçoivent comme étant deux en un, ils deviennent susceptibles d'êtres séparés. Plus précisément : il devient impératif qu'ils le soient. Mais une question demeure : cette première « torsion » n'implique-t-elle que la vision de la cicatrice ? N'implique-t-elle pas aussi le fait qu'entre deux alternatives (M ou F) on a choisi l'une des deux ? Quoi qu'il en soit, quand nous avons l'être rond M/F, il va falloir choisir entre M et F, autrement dit, il va falloir choisir un terme qui implique le contraire de l'autre. Ainsi, si l'être survivant est « M », cela indique qu'il a fallu sacrifier un « F » et réciproquement. Ainsi, « M » signifiera le contraire de « F », ce que l'on peut écrire ainsi : « M = F-1 », son inverse mathématique.

Passons maintenant à la deuxième « torsion », devenue nécessaire après l'inutilité fonctionnelle de la première : « Pris de pitié, Zeus cependant s'avise d'un nouvel artifice : il transporte sur le devant leurs parties honteuses ; jusque-là en effet c'est sur la face extérieure qu'elles se trouvaient » (191 b). Les organes génitaux se trouvaient sur la partie extérieure, et c'est la raison pour laquelle ils sont été déplacés vers la partie ventrale. Cela déterminait de manière achevée le genre masculin ou féminin, sans quoi l'être savait qu'il avait été châtié par Zeus, preuve de cela la blessure qu'il avait maintenant sous les yeux, mais ne savait pas à quel genre sexuel il appartenait. Autant dire que l'équation « M = F-1 » n'était sue que par les dieux ou, éventuellement, par des tierces personnes, mais nullement par l'être lui-même, qui portait ses organes génitaux sur son dos[48]. Il a fallu cette deuxième torsion qui confirmait non la première torsion, mais bien plutôt la bissection et le choix (de genre sexuel) qu'elle impliquait.

L'ÉCHEC DE LA *TECHNÈ*

Nous avons eu affaire à la *technè* du médecin Eryximaque. Le discours d'Aristophane ne pouvait être qu'une tentative de surmonter, voire de démontrer l'inadéquation d'une telle *technè*, lorsqu'il s'agit d'Eros. Remarquons que dans le discours d'Aristophane nous avons une *technè* qui s'avère aussi inappropriée que celle d'Eryximaque. L'intervention d'Apollon, le chirurgien, est vouée à l'échec, comme nous l'avons remarqué. Mais une deuxième *technè* intervient, exactement inverse à celle d'Apollon : on suppose que Héphaïstos pourrait intervenir pour ressouder, dans l'acte amoureux, les deux parties séparées (192 d). Même si le texte est équivoque face à une telle « solution », ce ne sera pas trop s'avancer que de dire que le remède est insuffisant, pour la simple raison qu'il considère l'amour sous son seul aspect « sexuel ». S'il s'agissait d'être ensemble, on n'aurait

48. À la manière des prisonniers du « nouveau sophisme » produit par Lacan, où aucun d'eux ne savait la couleur du disque qu'il portait sur son dos. Cf. LACAN, « Le temps logique et l'assertion de certitude anticipée », *Écrits*, p. 197-213.

qu'à vous souder : mais cette alternative n'est pas vraiment envisagée, ce qui conduira un Strauss à affirmer que la leçon centrale du discours d'Aristophane est qu'« Eros n'est pas la sexualité ». L'impossibilité de la soudure ou, plus précisément, l'insatisfaction de la soudure qui rendrait la sexualité perpétuelle, n'est en aucun cas un remède à la coupure que la loi introduit chez le vivant.

Eros, le boire et le manger

Dans son échange avec Socrate, Diotime prononcera ces mots concernant les aimants dans leur rapports avec leurs aimés :

> « Si un jour tu parviens à cette contemplation [pour laquelle il faut être initié, car c'est la contemplation de la philosophie], tu reconnaîtras que cette beauté est sans rapport avec l'or, les atours, les beaux enfants et les beaux adolescents dont la vue te bouleverse à présent. Oui, toi et beaucoup d'autres, qui souhaiteriez toujours contempler vos bien-aimés et toujours profiter de leur présence si la chose était possible, vous êtes prêts à vous priver de manger et de boire, en vous contentant de contempler vos bien-aimés et de jouir de leur compagnie » (211 d).

Luc Brisson ajoute une note énigmatique à ce paragraphe en le qualifiant de « critique de la position exprimée dans le mythe d'Aristophane[49] ». En quoi s'agirait-il d'une critique de la position d'Aristophane ? Flahault soulève également le fait que ce passage exprime la pensée de Platon, en même temps qu'il constitue, pour lui également, une critique implicite à Aristophane : « Pas plus qu'il n'y a de commune mesure entre les valeurs alimentaires et celles de la vie amoureuse, il ne saurait y en avoir entre celles-ci et l'amour de la beauté en soi[50]. » Ainsi, cet auteur construit une analogie entre ces quatre termes : le manger est à la vie amoureuse, ce que cette dernière est à l'amour de la beauté en soi. Remarquons cependant que cette analogie ne présente pas une structure de type A/B = C/D, pour la simple raison que « B » et « C » se trouvent être les mêmes termes (la « valeur alimentaire »). Autant dire que le terme « alimentaire » vaut plus comme « intermédiaire », pour reprendre un concept cher à Platon, que comme un des termes d'une analogie[51]. Mais gardons à l'esprit le propos de Flahault : le manger est mis en rapport avec l'amour dans le but de montrer leur incommensurabilité, leur non-rapport. En même temps, c'est comme si le but du *Banquet* était de montrer qu'entre aimant et aimé il n'y a

49. BRISSON, *Le Banquet*, n° 481, p. 215.
50. *L'extrême existence*, p. 32.
51. On serait prêt à soutenir que la formulation de Flahault ne vaut pas en tant qu'analogie, pour la simple raison qu'il répète un des termes (l'alimentation) dans les deux parties de l'équation, de telle sorte que sa comparaison ressemblerait plutôt à une structure de type : A/B = B/C. Autrement dit, en sens strict du concept d'analogie, il s'agit plus d'une opération « transitive » que d'une analogie. Cf. LALANDE A., *Vocabulaire technique et critique de la philosophie*, vol. 1, Paris, PUF, 1926 (5e édition 1999).

pas de rapport : l'un n'est pas fait pour satisfaire l'autre (ce qui traduirait la *pensée* de Platon).

Quelle serait donc la « critique » de la position d'Aristophane dans les paroles de Diotime que nous avons citées ? Pour bien comprendre ce point, revenons sur ce paragraphe du discours d'Aristophane :

> « Dans ces conditions, le sectionnement avait dédoublé l'être naturel. Alors chaque moitié, soupirant après sa moitié, la rejoignait ; s'empoignant à bras le corps, l'une à l'autre enlacées, convoitant de ne faire qu'un même être, elles finissaient par succomber à l'inanition » (191 a).

Brisson traduit « ils finissaient par mourir de faim ». On peut ainsi interpréter : de même que les deux moitiés risqueraient de mourir de faim s'ils s'entrelaçaient, de même, les hommes sont prêts à mourir d'inanition, puisque la seule vue des beaux garçons leur servirait de « nourriture ». On voit que l'étalon qui met en relief l'inadéquation des deux partenaires, à savoir les deux parties une fois séparées, – mais également les aimés et les aimants, et qui fait que « la vie amoureuse » est moins vraie que la contemplation de la beauté en soi, c'est le manger ainsi que son manque : la faim. Le discours de Diotime met en évidence le défaut fondamental de l'amour : la seule vue des beaux garçons suffit à nourrir l'amant, de telle sorte qu'il n'aurait pas besoin de manger, – d'où aussi son *inadéquation*. Autrement dit, si les deux moitiés se trouvaient, elles mourraient de faim – et si l'on se limite à l'immédiateté de l'amour garçonnier, on risque de mourir de faim également, pour la simple raison qu'il s'agit d'un faux rapport. Ainsi, l'horizon du plaisir dans l'Antiquité pourrait être l'incorporation comme telle, comme le formule Jean-Claude Milner dans *Le Triple du plaisir*[52]. Mais pourquoi y a-t-il inadéquation entre l'aimant et l'aimé ? Parce que, si le rapport s'accomplissait, l'amant n'aurait comme nourriture que l'objet aimé. Inversement, Diotime évoque la « vue » comme seule nourriture, mais cela mettrait en abyme l'incorporation comme telle : si on ne le touche pas et qu'on se limite à le regarder, on meurt de faim – ce qui sous-entend que si l'amant avait un accès à l'aimé, ce serait de toute manière un échec, car l'incorporation comme telle est impossible[53]. Que l'aimé soit une « nourriture », cela peut passer pour une métaphore, sauf que dans le cas d'Aristophane, cette métaphore est prise au sens littéral. Par ailleurs, Platon n'écrit pas que l'amant est à l'aimé ce que le loup est à l'agneau[54] ?

Par ailleurs, l'inceste est présent dans les comédies d'Aristophane, et ce qui vaut pour l'inceste vaut aussi pour le cannibalisme[55]. On peut ainsi risquer

---

52. Milner J.-C., *Le triple du plaisir*, Paris, Verdier, 1997.
53. Plus précisément : « Le plaisir sexuel est le plaisir que peut causer un corps à un autre corps. S'il existe, le plaisir sexuel consiste donc en ceci : qu'un corps en incorpore un autre. Or cela est impossible [...] le cannibalisme est interdit ; il est l'interdit par excellence. Nul remède n'en peut donc venir quant à l'échec de la pénétration », *Le triple du plaisir*, p. 36-37.
54. *Phèdre*, 241 d.
55. *Sur Le Banquet*, p. 157. À ce propos, Strauss conçoit que l'explication naturelle proposée par Aristophane fait l'économie de la loi (*nomos*), avec l'inconvénient que l'homme sans loi, comme

l'hypothèse suivante : pour Platon, Aristophane est l'auteur des pièces qui traitent de l'inceste et, par là-même, du cannibalisme, en tant que l'horizon du plaisir dans le monde antique serait l'incorporation, le boire et le manger[56]. Dans la tentative de « coller » à l'autre moitié, il ne resterait, selon notre hypothèse, qu'un seul survivant. La conséquence de cela, c'est que la moitié survivante tentera d'incorporer l'aimé, une fois devenu « sexué », par le *coït*. À la lumière de ce qui vient d'être dit, précisons ceci : tantôt métaphoriquement, tantôt réellement, une des moitiés « mange » l'autre. On pourrait nous objecter que l'autre moitié n'est pas mangée, qu'elle est plutôt éliminée. Fort bien, mais la référence à la faim devrait nous mettre sur cette piste : une fois que l'autre moitié est perdue et que l'union s'avère impossible, la moitié survivante ne rêve qu'à l'incorporer, ne serait-ce que par les voies sexuelles[57].

À ce propos, il y aurait une différence entre l'amour tel que le conçoit Platon et l'idée de possession élucubrée par Aristophane : « Il ne suffit pas de dire que l'amour se rapporte à la possession perpétuelle de ce qui est bon : on risquerait ainsi de glisser vers [...] le sens qu'Aristophane donne à l'amour[58] », à savoir celui d'un contact (incorporation, possession) immédiat. Que l'exhortation à ne pas boire, donnée au début du *Banquet,* concerne avant tout les effets du vin sur la parole n'empêche pas de penser que c'est le plaisir lié au boire qui se trouve ainsi visé, et avec lui toute satisfaction en rapport avec l'incorporation. Bref : pour laisser une place à l'amour, il faut avoir l'estomac vide[59]. On voit aussi que, sur ce point, *Le Banquet* de Platon est à l'opposé de celui de Xénophon où il est permis de manger avec modération[60].

FREUD ET ARISTOPHANE

Si le mythe d'Aristophane a quelque chose à nous apprendre sur la pulsion, c'est que son propre est de se « satisfaire elle-même », et de négliger en quelque sorte son « objet ». Autrement dit, on cherche chez l'autre la satisfaction d'une

le dit Aristote, est le pire des animaux « en ce qui concerne les choses du sexe et la nourriture » (*Politique*, 1253 a). Strauss précise « Les choses du sexe : l'inceste ; la nourriture : le cannibalisme. »

56. À la différence du monde moderne, où ce qui prévaut est l'usage et la « marchandisation » des plaisirs (cf. *Le triple du plaisir*).
57. Milner, en se tenant au plus près de Lacan, rappelait que souvent, le langage amoureux utilise des termes qui évoquent l'incorporation : « mon rat », « mon chat », comme des animaux qui mangent, qui rongent, « mon chou », « mon petit bonhomme en sucre », comme des objets à incorporer (communication personnelle).
58. *L'extrême existence*, p. 36-37.
59. Notons à ce propos la différence importante qui existe entre le festin et le banquet : le premier est au ventre, ce que le deuxième est à l'âme, *Le plaisir et la loi*, p. 73. Évoquons également l'ouvrage remarquable de ROMERI L., *Philosophes entre mots et mets*, Grenoble, Million, 2002, où sont interrogés les rapports, aussi bien inclusifs qu'exclusifs, entre la parole et la nourriture.
60. XÉNOPHON, *Banquet*, Paris, Les Belles Lettres, 2002, trad. Ollier F.

zone érogène propre, de telle sorte que l'objet érotique devient secondaire. Rappelons l'importance que Freud donne à la peau :

> « Pour la succion, l'enfant ne se sert pas d'un objet étranger, mais de préférence d'un endroit de son propre épiderme, parce que celui-ci est d'un accès plus commode, parce qu'il se rend ainsi indépendant du monde extérieur qu'il est encore incapable de dominer et parce qu'il se crée de cette façon une seconde zone érogène, même si elle est de valeur inférieure. L'infériorité de ce deuxième endroit sera une des raisons qui le conduiront plus tard à rechercher une partie de valeur équivalente : les lèvres d'une autre personne[61]. »

Autrement dit, c'est déjà faire un pas de trop que de parler d'objet « érotique » car, à la limite, l'objet pourrait ne pas exister si la bouche pouvait se satisfaire de son propre épiderme. À ce propos, la référence freudienne de la bouche s'embrassant elle-même[62] est sans doute une référence implicite au mythe d'Aristophane, d'autant plus que c'est dans les *Trois Essais* que Freud évoque, dès la première page, le savoir « populaire » de l'amour comme deux moitiés se rejoignant. Cette référence, explicite cette fois-ci, dans le même texte doit nous inciter à voir dans l'image de la bouche, « double » en puissance, une allusion au *Banquet* de Platon. Voici le texte de Freud :

> « La plus belle illustration de la théorie populaire de la pulsion sexuelle est celle de la fable poétique de la séparation de l'être humain en deux moitiés – homme et femme – qui aspirent à s'unir à nouveau dans l'amour[63]. »

Freud veut accentuer l'aspect traditionnel et « normal » de l'amour hétérosexuel mais c'est en réalité pour mieux aborder la déviation sexuelle quant à l'objet dans l'homosexualité. Pour mieux préciser son propos, il aurait dû rappeler non seulement les êtres ronds androgynes, mais bien plutôt les êtres constitués de deux sexes identiques, afin de faire sentir que la « déviation » homosexuelle fait aussi partie des « théories populaires ».

Eros n'est pas la sexualité

Arrivés à ce stade de notre raisonnement, on ne peut qu'être d'accord avec l'idée selon laquelle « la sexualité n'est pas Eros[64] », ce qui résume sans doute la thèse cruciale défendue par Aristophane. Qu'est-ce que cela peut bien vouloir dire ? Nous avons dit au début de ce chapitre, que non seulement Aristophane suggère que le corps a besoin de bruits laids, mais qu'il énonce aussi le statut précaire accordé à Eros : il lui semblait qu'il avait été pour le moins négligé et par les précédents orateurs du *Banquet* et par la cité. Nous pouvons maintenant préci-

61. Freud S., *Trois essais pour une théorie sexuelle*, Paris, Gallimard, coll. « Folio Essais », 1989, p. 106.
62. *Trois essais pour une théorie sexuelle*, p. 106 (« Dommage que je ne puisse m'embrasser moi-même »).
63. *Trois essais pour une théorie sexuelle*, p. 38.
64. *Sur Le Banquet*, p. 155.

ser ce point : Aristophane conteste la réduction d'Eros à la sexualité. La sexualité serait, en effet, le trait commun qui relierait les dieux olympiens et les hommes : ils partageraient non seulement la station debout, mais surtout la sexualité. Mais une précision s'impose : les animaux aussi sont capables de sexualité, comment donc caractériser ce point sur lequel hommes et dieux se ressemblent ? Les dieux étaient capables de s'adonner à la débauche, les êtres doubles aussi. Avec la coupure introduite par Zeus, les hommes coupés ne peuvent être engendrés par la terre, ce qui signifie qu'ils doivent aussi se reproduire pour servir les intérêts de la cité. En ce sens, Eros traduit plus la castration de la loi que la pure satisfaction.

C'est cet aspect de l'Eros d'Aristophane qui inspire sans doute Lacan quand il élabore sa théorie de la libido et de la pulsion. Lacan a pu dire que la pulsion freudienne était structurée comme une phrase grammaticale, plus proche du *nomos* que de la *phusis*. Les hommes et les dieux, à différence des animaux, ont une sexualité qui n'est pas régulée par la nature, mais les premiers, contrairement aux deuxièmes, sont contraints par la barrière de l'inceste. Autrement dit, les hommes non seulement subissent le poids de la loi par laquelle ils sont soumis au désir, mais ils sont forcés de surcroit à aimer un partenaire à la place d'un autre (à savoir tous ceux qui tombent sous l'interdiction de l'inceste).

« La sexualité n'est pas Eros » est une autre manière de dire qu'« il n'y pas de rapport sexuel[65] », car ce qui prime est Eros, la poussée qui lance l'amant à la recherche de son être dans l'autre. De là ne découle pas la nécessité de la sexualité : on pourrait se contenter, par exemple, d'avaler cet être ou de vouloir « fusionner » avec lui, avec cet être de l'autre qui n'est rien d'autre que l'être de l'amant. Mais pour les mortels, le cannibalisme est aussi impossible que la fusion. Comme le signale Brisson dans un texte déjà cité, le mythe d'Aristophane marque la sexualité du sceau de l'impossible :

> « L'union sexuelle intermittente ne trouve pas sa satisfaction ultime dans le plaisir. Aux moments les plus intenses de sa réalisation, se manifeste toujours une déception, un échec, car elle ne peut assouvir le désir qui la suscite, celui de réaliser la fusion des corps pour reconstituer un être double originel[66]. »

C'est en cela que le plaisir comme tel peut être disjoint des rapports sexuels : la recherche d'Eros implique l'être, qui n'est rien d'autre que l'être de l'aimant, et non la possession de l'autre, de l'*érôménos*.

ANATOMIE ET DESTIN

On connaît la sentence de Freud « *Die Anatomie ist das Schicksal*[67] » – l'anatomie est le destin, – qui reprend un propos de Napoléon rapporté par

65. LACAN J., « L'étourdit », *Autres écrits*, Paris, Le Seuil, 2001, p. 455.
66. BRISSON L., *Le sexe incertain*, Paris, Les Belles Lettres, 2008, p. 75.
67. FREUD S., « La disparition du complexe d'Œdipe », *La vie sexuelle*, Paris, PUF, p. 121.

Goethe, après leur rencontre à Erfurt. Si nous considérons la phrase qu'aurait prononcée Napoléon, « Que nous importe aujourd'hui le destin ? Le destin, c'est la politique » : elle affirme que la politique (contrairement au destin tragique) tranche et modifie un destin qui semble inéluctable. Si Freud avait paraphrasé l'entier du propos de Napoléon, il aurait écrit : « Que nous importe le destin, le destin c'est l'anatomie. » Si l'on met en rapport ces deux termes (anatomie et destin), c'est parce qu'ils sont différents voire parce qu'ils s'opposent : la structure de la phrase étant : « Que nous importe A, A est B. » Or, B nous importe, mais B « est » A : donc A nous importe. B a pris la place de A. B *est* A, car sans A on ne peut saisir B. Un déplacement s'est opéré : Napoléon « rectifie » le sens que Goethe veut donner à la tragédie[68]. Pour imiter Lacan, on pourrait nommer cela « la métaphore du destin », par où le destin est à l'aimé ce que la politique est à l'aimant : c'est ce dernier qui peut renverser la passivité de l'aimé, passif face au destin – ainsi, l'aimant nous importe, parce que sans lui on ne connaîtrait pas la nature de l'amour. Comme pour la métaphore de l'amour, il y a donc une coupure. Si Freud songe à une telle coupure, il ne peut qu'opposer le destin (inéluctable) à l'anatomie (contingente[69]). Bref : ou bien la formule « l'anatomie est le destin » est une contradiction dans les termes (puisqu'un destin tragique est arrêté avant une naissance, indépendamment du genre sexuel), ou bien Freud choisit par cette formulation une superposition entre l'être désirant (le destin d'Eros) et un organe qui lui est imposé, fabriqué de toutes pièces (la contingence de la sexualité[70]). Affirmer que l'anatomie est le destin traduit le fait qu'il n'y a en réalité pas de destin dans la mesure où il peut être transformé par la contingence anatomique[71] : comme nous l'enseigne Aristophane, la monade autistique d'éros condescend à la prime du plaisir apportée par l'organe sexuel. Pour l'Aristophane de Platon, c'est la tragédie du sexuel qui se substitue à l'Eros comique primordial : inversement, le vrai Aristophane, aurait pu paraphraser Napoléon, car c'est la comédie qui l'emporte sur la tragédie.

L'organe sexuel introduit la contingence dans le destin. Il est construit artificiellement, par les dieux, mais aussi et surtout par l'intermédiaire d'une *technè*. Ainsi, quand il évoque le mythe d'Aristophane dans l'*Au-delà du principe du plaisir*, Freud n'hésite pas à le formuler en termes de variation entre la pulsion et son objet :

---

68. Cf. MILNER J.-C., *Pour une politique des êtres parlants*, Paris, Verdier, 2011, p. 51.
69. Notons que le mot allemand *Schicksal* garde un rapport avec la contingence et non seulement avec l'inéluctable : la phrase de Napoléon a été prononcée en français, mais Freud l'écrit en allemand.
70. De manière similaire, Lacan relativise la portée tragique de l'Œdipe : « L'Œdipe pourtant ne saurait tenir indéfiniment l'affiche dans des formes de sociétés où se perd de plus en plus le sens de la tragédie », *Écrits*, p. 813.
71. Ou, comme s'exprime SCHIMTT C., *Hamlet ou Hécube*, Paris, L'Arche, p. 74 : « Un destin inventé n'est pas un destin. »

> « Il s'agit, bien sûr, de la théorie que Platon, dans *Le Banquet*, fait développer par Aristophane et qui ne traite pas seulement de l'origine de la pulsion sexuelle mais aussi de la plus importante de ses variations quant à l'objet[72]. »

On s'aperçoit que le mythe d'Aristophane permet à Freud de corréler l'Eros (« origine de la pulsion sexuelle ») au destin (« la plus importante de ses variations quant à l'objet ») : l'anatomie n'est pas le destin, puisque le mythe démontre une « variation quant à l'objet », puisqu'on peut aimer quelqu'un de son propre sexe. Le mythe d'Aristophane permet de comprendre et la pulsion qui nous pousse vers l'autre (appelons-la « Eros ») et le choix d'objet (appelons-le « sexualité »). L'un et l'autre ne se confondent pas puisqu'ils sont essentiellement disjoints.

UN MYTHE EN CACHE UN AUTRE

Une dernière question s'impose : y a-t-il lieu de rapprocher les deux « mythes » présents dans le dialogue, à savoir celui raconté par Aristophane et celui rapporté par Socrate mais conçu en réalité par Diotime ? Flahault, quant à lui, met l'accent sur le rapport existant entre le discours d'Aristophane et la pensée de Platon. Si le mythe d'Aristophane (avec la figure de l'androgyne) doit sans doute beaucoup aux cosmogonies orphiques, n'en va-t-il pas de même du mythe raconté par Diotime où Eros apparaît comme un « intermédiaire » entre une série de contraires (homme/femme, Poros/Pénia, immortel/mortel, dieux/Homme) ? Cet être intermédiaire, ambigu, qu'est Eros, correspond également à la figure du philosophe – et c'est probablement là que réside le propre de la pensée de Platon dans *Le Banquet*. Le portrait d'Eros dépeint par Diotime ressemble à Socrate : l'éloge de Socrate fait par Alcibiade ressemble à Eros.

Revenons à notre question de départ : y a-t-il oui ou non parenté entre les deux mythes exposés dans ce dialogue à savoir celui de Diotime et celui d'Aristophane ? Dans un paragraphe, Diotime fait une courte (mais suffisante) allusion au discours d'Aristophane. C'est l'unique moment où, de la bouche de Socrate, sort une référence aux propos de l'auteur comique, même si l'on peut déceler d'autres propos plus implicites qui visent aussi Aristophane. Dès la fin du discours de Socrate-Diotime, Aristophane, on le sait, réagit, car il est naturellement visé par ces mots. Mais à nouveau il sera privé de parole, interrompu par l'arrivée des fêtards parmi lesquels se trouve Alcibiade. Même si l'arrivée d'Alcibiade coupe la parole à Aristophane, il n'en reste pas moins qu'elle pourrait bel et bien constituer une réponse « indirecte » à celui-ci.

Flahault est sans doute le premier à évoquer la dette de Lacan envers le mythe d'Aristophane[73]. Dire qu'on cherche l'autre moitié c'est dire, pour

72. FREUD S., « Au-delà du principe du plaisir », *Essais de psychanalyse*, Paris, Payot, 1968, p. 106.
73. *L'extrême existence*, p. 40.

Lacan, qu'on n'a pas d'accès direct à la jouissance corporelle. L'autre moitié correspondrait à cette partie du corps qui n'appartient plus à l'être parlant et qui, le cas échéant, peut correspondre à ce que nous connaissons sous le mot de « sexualité » : le corps appartient à l'Autre. Cette partie du corps qui devient autonome par rapport au sujet, tel ce petit bout de chair qui inquiète le petit Hans, à savoir son pénis qui subit des érections, est celle qui l'oblige à inventer, dans un deuxième temps, une sorte de « mythe », afin de donner un sens à ce phénomène naturel inexpliqué, et ce sens, la psychanalyse l'appelle « castration ». Dire que le corps appartient à l'Autre veut dire, précisément, que pour l'expliquer il faut passer par le mythe (à savoir qu'un plombier vient revisser un robinet, dans le cas du petit Hans[74]). Le sexuel n'est rien d'autre qu'une version plus imagée de cette dette. C'est pourquoi dans le discours d'Aristophane on parle des « *symbola* », cette partie qui porte la trace de l'autre et qui le rend, par là même, « introuvable ». Ainsi, l'incompatibilité entre la thèse d'Aristophane et la pensée de Platon « se manifeste à travers l'antagonisme qui oppose la conduite de Socrate à celle d'Alcibiade[75] ». En effet, Diotime fait référence au discours d'Aristophane, et c'est avec l'arrivée bruyante d'Alcibiade et sa mésaventure avec Socrate qu'apparaît une incompatibilité entre le discours d'Aristophane et la pensée de Platon.

Intéressons-nous à la manière dont cela est présenté par Diotime qui critique au passage la conception de l'amour comme un « tout » :

> « Les autres au contraire qui suivent la voie d'une forme particulière d'amour et qui s'y appliquent, ce sont ceux-là qui accaparent le nom d'amour, le nom de tout, ceux-là dont on dit qu'ils aiment et qu'on appelle amoureux – Il peut y avoir du vrai dans ce que tu dis, remarquai-je – Ah ! je le sais bien, il existe, dit-elle, une théorie d'après laquelle ceux qui sont en quête de la moitié d'eux-mêmes, ce sont ceux-là qui aiment. Mais ce que prétend ma théorie à moi, c'est que l'objet de l'amour n'est ni la moitié, ni l'entier, à moins justement, mon camarade, que d'aventure ils ne soient en quelque manière une chose bonne » (205 d-e).

On voit qu'il y a incompatibilité entre la théorie d'Aristophane, la théorie de l'amour comme un tout qui cherche à se compléter, et l'explication (platonicienne) exposée par Diotime. Le comportement de Socrate à l'égard d'Alcibiade, à qui il se refuse, le prouve : cela montrerait bien que ce qui nous manque n'est pas ce que l'autre possède, d'où le refus et même la tromperie qui s'y rattache, comme tentera de le démontrer Lacan dans son enseignement sur le transfert.

74. FREUD S., « Analyse d'une phobie chez un petit garçon de cinq ans » (le Petit Hans), *Cinq Psychanalyses*, Paris, PUF, 1970.
75. *L'extrême existence*, p. 32.

CONCLUONS

Depuis Lacan, le mythe raconté par Aristophane s'offre alternativement à une lecture positive ou à une lecture négative. Si, à l'opposé de l'expérience analytique, nous considérons que le discours prononcé par Aristophane consiste à soutenir que c'est l'autre moitié qui peut nous compléter, alors notre lecture sera « négative ». Si, par contre, nous retenons que le propos d'Aristophane vise l'impossibilité même de cette « union » avec l'autre moitié, car elle est définitivement perdue, alors le discours d'Aristophane est l'antécédent de l'*Entwurf* freudien, dans la mesure où il introduit l'impossible de la pulsion dans l'amour, « cet être véritable » qu'est l'objet essentiellement perdu de la pulsion, cause de tout transfert et de tout amour.

Troisième partie

Socrate et Agathon

Chapitre 5

AGATHON OU AGALMA

L'homme : importance d'Agathon

Si c'est bien autour d'Agathon que tourne le dialogue de Platon, il est légitime de s'interroger sur l'homme derrière le personnage. Or que savons-nous de lui ? Agathon est connu pour ses tragédies autant que pour sa beauté éclatante. Ce dernier détail est évoqué surtout dans le *Protagoras*, où il est en compagnie de Pausanias, son amant :

> « Et, avec Pausanias, un jeune garçon, encore adolescent, d'une belle et bonne nature, à mon sens, et, pour l'apparence, d'une grande beauté. Je crus entendre qu'il avait pour nom Agathon » (315 d-e[1]).

Mais c'est par cet éclat même que quelque chose d'Agathon passe inaperçu pour le lecteur du *Banquet* ainsi que pour une bonne partie des commentateurs. Nous osons penser que, concernant Agathon, il y a un effet « lettre volée » (référence à la fameuse nouvelle d'Edgar Alan Poe, que Lacan commente par ailleurs), où la lettre égarée, et recherchée par tous, est à la vue de tous sans que personne ne s'en aperçoive.

Nous serions tenté d'aller plus loin : concernant l'homme lui-même, il faudrait « chercher la femme », formule qui n'est pas sans conséquences si l'on songe au fait que Socrate, embarrassé par la légèreté des propos d'Agathon, doit introduire une femme pour suppléer à un certain flottement du signifiant. Socrate cherche l'Eros dans la louange d'Agathon et trouve un flottement du signifiant, une certaine *atopia* de l'Eros pour reprendre la formule de Miller[2]. Socrate tombe dans son propre piège en quelque sorte : en voulant interroger Agathon, en suivant les lois de sa « méthode », il se trouve sur une voie sans issue. Dans une certaine mesure, la méthode d'Agathon et celle de Socrate se rejoignent.

---

1. *Protagoras*, Paris, Garnier Flammarion, coll. « Flammarion », 1997, trad. Frédérique Ildefonse.
2. Miller J.-A., a intitulé le chapitre que Lacan consacre à Agathon dans le séminaire sur le transfert « L'atopie d'Eros ».

L'intermède

Après l'exposé d'Aristophane, Platon insère en guise d'intermède un court échange entre Agathon et Socrate (193 d – 194 e) au cours duquel ce dernier fait par avance l'éloge de ce qu'Agathon dira quelques instants plus tard. Sur ce point, Robin s'adonne à une explication strictement littéraire qui ne saurait nous convaincre : cet intermède selon lui est là pour fournir « un repos de l'attention[3] ». D'aucuns avaient tenté la même interprétation pour le hoquet d'Aristophane[4]. Ce qui nous permet de considérer avec prudence ces interprétations n'est rien de moins que la présence dans ces échanges d'un personnage comme Socrate. Si Platon introduit Socrate dans cet « intermède », c'est qu'il y a anguille sous roche : il n'est jamais intervenu après les quatre discours précédents, pourquoi le faire maintenant et, qui plus est, avant que le discours ne commence ? Nous verrons que son intervention est loin d'être anodine et qu'elle nous rappelle que le centre gravitationnel de ce dialogue touche au rapport entre l'aimé et l'aimant, et le manque qui lui est inhérent. Par ailleurs, on explique traditionnellement cet intermède par la volonté de Platon de bien distinguer le discours d'Aristophane de celui d'Agathon, autrement dit, la comédie de la tragédie[5]. Il est fréquent aussi de séparer la profondeur du discours d'Aristophane de la superficialité de l'éloge prononcé par Agathon[6]. Mais en regardant de près ces commentaires, on ne peut qu'être surpris par un paradoxe : la comédie serait-elle devenue « profonde » et la tragédie « superficielle » ? Ce seul « chiasme » devrait à nouveau nous mettre sur nos gardes : de même qu'Aristophane ne parle pas à son tour à cause du hoquet, de même nous assistons à un échange inattendu où le comique tient un discours tragique alors que le tragédien devient comique par sa superficialité. Gerhard Krüger est sans doute l'un des premiers à avoir relevé ce paradoxe : quand il s'agit d'Aristophane il évoque une « comédie tragique », alors qu'au sujet d'Agathon il note un style qui ressemble à une « tragédie comique[7] ». Il y a pourtant bel et bien un « intermède », une pause est nécessaire. Mais qu'est-elle censée nous indiquer ? Robin nous donne une piste : face à un Éryximaque impressionné par la grandeur du discours physiologique d'Aristophane, « Socrate fait chorus, couvrant de louanges anticipées le discours d'Agathon ». Mais est-ce tout ? Certainement pas.

Si Socrate intervient, c'est aussi pour rappeler la direction que doit reprendre le dialogue, afin de ne pas s'égarer dans des considérations cosmologiques. Si tel est le cas, peut-on affirmer qu'il y est parvenu ? Après l'immensité du discours d'Aristophane, il fallait redescendre. Mais comment faire ? Par la voie

3. Robin, *Notice*, p. 63.
4. Friedländer, *Plato, an Introduction*, Harper et Row, 1964, p. 161.
5. Robin, *Notice*, p. 63.
6. Robin, *Notice*, p. 63.
7. *Ragione et Passione*, chapitres VII et VIII.

des sophistes, la même à laquelle Socrate lui-même est assimilé dans *Les Nuées*, par l'Aristophane réel. Et quelle est la voie des sophistes ? Celle du signifiant.

Sur Socrate et les sophistes, il nous semble que Robin voit clair quand il affirme :

> « En résumé, cet intermède [...] est utilisé pour rappeler quel est l'objet général du débat, et spécialement entre Socrate et Agathon : il s'agit de comparer entre elles deux sortes de savoir, celui des sophistes ou rhéteurs, et celui du philosophe ; le premier s'attache aux apparences et aux circonstances extérieures, le second vise à connaître ce que valent réellement les choses[8]. »

Il ne nous semble pas exagéré de supposer que Socrate pousse Agathon dans cette voie, celle du langage et, par là même, il l'amène vers un certain flottement langagier.

En effet, comme le relève Thierry Ménissier, le dialogue subit avec Agathon une modification dans l'emploi du langage : alors que pour les orateurs précédents, parler d'Eros équivaut à être au plus près de l'être de l'objet dont on traite (traduisant par là une « disposition » du corps et de l'esprit qui tente de toucher au vrai dans ce qui est dit), le discours d'Agathon tourne dans le vide, et court le risque de « mal parler de l'amour ». Cela suppose donc un bien-dire, dont Agathon s'éloigne. En ce sens il trahit aussi sa tâche de poète :

> « Agathon le poète est donc paradoxalement celui qui trahit l'idée d'une parole "poétique" efficace, si, comme l'indique l'étymologie, et comme aime le rappeler Platon, le dire poétique retrouve les liens mystérieux qui unissent la parole, l'action et le faire[9]. »

C'est un tout autre Agathon que nous allons rencontrer dans *Le Banquet*, un Agathon en quelque sorte ensorcelé par Socrate.

AGATHON ENSORCELÉ

Il y a quelque chose qui semble échapper à Lacan au moment de traiter d'Agathon dans son séminaire sur le transfert : c'est le fait que c'est lui « la belle » du banquet. C'est lui l'homme à qui on rend hommage, c'est surtout vers lui que sont tournés tous les projecteurs. Il faut, à notre avis, partir de cette évidence. C'est ainsi que l'on peut comprendre le début de l'interrogatoire auquel Socrate soumet Agathon, avant même que celui-ci ne commence son discours. Mais pourquoi Socrate se tourne-t-il vers Agathon alors que c'est à Aristophane qu'il aurait pu s'en prendre ? Le discours d'Aristophane ne prête, pour l'instant, à aucune critique. C'est précisément Aristophane qui nous introduit dans cette sorte d'intermède quand il nous rappelle que Socrate et Agathon seront

8. ROBIN, *Notice*, p. 64.
9. MÉNISSIER T., *Eros philosophe. Une interprétation philosophique du* Banquet *de Platon*, Paris, Kimé, 1996, p. 107-108.

les derniers orateurs. Après son discours inspiré, il redevient l'Aristophane réel quand il rappelle à Éryximaque qu'il n'a pas parlé sur le ton de la comédie :

> « Je te l'ai demandé, n'en fais pas un sujet de comédie : n'avons-nous pas encore à entendre chacun de ceux qui restent ? Chacun des deux plutôt, puisqu'il ne reste plus qu'Agathon et Socrate » (193 e).

Cette indication ne saurait être anodine et semble nous annoncer que l'essentiel du dialogue se passera dorénavant entre ces deux personnages. Il ne faut pas oublier que le *Banquet* commence par une allusion amoureuse entre Agathon et Socrate (175 d-e) – alors qu'il finira par une déclaration d'amour d'Alcibiade à Socrate, dont le véritable « objet », selon Lacan, serait Agathon : l'« intermède » se place ainsi entre ces deux extrêmes. Socrate désirait-il Agathon ? Comme le remarque P. Lévêque, « Socrate lui-même se reconnaissait indigne de paraître devant Agathon dans son négligé habituel et il avait cru nécessaire de se laver soigneusement et de chausser des sandales, ἵνα καλὸς παρὰ καλὸν ἴω[10] ». Ce détail n'échappe pas non plus à ce fin commentateur du *Banquet* qu'est Victor Brochard, quand il écrit :

> « Au moment où Socrate va s'asseoir à côté d'Agathon, Alcibiade lui reproche plaisamment de préférer le voisinage de ce beau jeune homme à celui d'Aristophane ou de quelque autre bon plaisant ou qui s'applique à l'être[11] » (213 c).

Ainsi, Socrate prend la parole pour faire l'éloge de ce qu'Agathon dira, mais celui-ci le suspecte d'emblée de vouloir le tromper : « C'est un sort que tu veux me jeter, Socrate ! » (194 a). L'expression Φαρμάττειν βούλει με veut dire : « Tu veux m'ensorceler, me droguer, me tromper[12]. » Robin rappelle à juste titre qu'à plusieurs reprises, dans les dialogues de Platon, Socrate est assimilé à un enchanteur ou à un magicien. Vers la fin du dialogue, Alcibiade évoquera cette dimension de tromperie, en référence précisément à l'amour de Socrate (215 c-d). Ensorceler quelqu'un signifie lui faire tenir des propos qu'il ne veut pas tenir ou agir contre sa volonté. Après tout, Alcibiade n'est-il pas alcoolisé quand il fait l'éloge de Socrate ? Et n'est-ce pas le même Alcibiade qui déclare :

> « Si, tandis que je rappelle mes souvenirs, il m'arrive de battre la campagne dans mon discours, tu ne devras pas t'en étonner le moins du monde ; car il n'est pas du tout facile, avec une nature déroutante comme la tienne, et quand on est dans l'état où je suis, de ne pas m'embrouiller et d'énumérer les choses avec suite ! » (215 a).

Brisson traduit l'expression « battre la campagne » par « passer du coq à l'âne » – mais cette expression ne nous évoque-t-elle pas aussi l'« associa-

10. LÉVÊQUE P., *Agathon*, Paris, Les Belles lettres, 1955, p. 36.
11. BROCHARD V., *Études de philosophie ancienne et de philosophie moderne*, Paris, Vrin, 1974, p. 89-90.
12. « Troubler la raison au moyen d'un breuvage ou par des pratiques de sorcellerie », *Dictionnaire Grec-français*.

tion libre » telle que Freud l'a formulée aux commencements de sa « méthode psychanalytique », époque dans laquelle elle risquait encore de se confondre avec la méthode hypnotique ? Alcibiade nous prévient qu'il sera sans doute confus, alors qu'il a été assez lucide, et attribue cette confusion à la « nature déroutante » de Socrate, plus qu'à l'alcool. Si Alcibiade compare Socrate aux Silènes et au satyre Marsyas, c'est pour montrer à quel point il trompe les autres. Dans le *Ménon*, il est comparé à une « raie torpille » (80 a), paralysant les autres avec son questionnement. Mais, toujours dans le *Ménon,* Socrate va encore plus loin, en avouant que s'il paralyse les autres, c'est parce qu'il est lui-même dans un état de torpeur. Ce type de propos revient dans *Le Banquet*, une fois l'éloge d'Agathon prononcé, quand Socrate reconnaît l'influence du sophiste Gorgias sur les paroles d'Agathon, au point qu'il en aurait presque été pétrifié :

> « C'est qu'aussi ce discours me rappelait le souvenir de Gorgias [...] j'avais la terreur qu'Agathon ne finît par lancer dans son discours, sur mon discours à moi, la tête même de Gorgias, l'orateur redoutable, et qu'en m'enlevant la voix il ne fit de moi, proprement, une pierre ! » (198 c).

Une sorte de torpeur donc, mais n'est-ce pas l'effet que lui-même produit chez les autres ?

Dans cet intermède, Agathon échange d'abord quelques mots avec Socrate, mais Phèdre intervient pour lui conseiller de faire son éloge plutôt que de continuer à discuter avec Socrate. Robin traduit :

> « Cher Agathon, dit-il, tu n'as qu'à répondre à Socrate, et désormais la marche, le sort final de ce qui nous occupe ici lui deviendront complètement indifférents : à seule condition qu'il tienne un interlocuteur, et particulièrement si celui-ci est un beau garçon ! » (194 d).

Socrate est hypnotiseur en même temps qu'hypnotisé : la vue d'un beau garçon l'éblouit, comme le rappellera Diotime par la suite (211 d). Agathon croit être libéré de Socrate, même si la suite prouve le contraire :

> « Parbleu ! tu as raison, Phèdre, dit Agathon, et il n'y a rien qui m'empêche de parler, puisque par la suite il me sera encore permis, bien des fois, de converser avec Socrate » (194 e).

Agathon laisse de côté le charme de son interlocuteur, pour s'adonner à sa louange, et surtout pour ne pas être ensorcelé par lui, mais le style de son discours ne démontre-t-il pas que, comme le craint Alcibiade, il passe « du coq à l'âne » en raison précisément d'une certaine « paralysie » produite par l'intervention de Socrate ? Socrate produit sur Agathon l'effet que l'alcool aurait dû produire chez Alcibiade, si celui-ci n'avait déjà été aussi hypnotisé, drogué par le philosophe.

La louange d'Agathon

On est en droit de supposer, comme le souligne Lévêque[13] dans son remarquable ouvrage sur Agathon, et comme on peut le déduire du *Protagoras*, que derrière chacun des personnages nous avons l'influence d'un grand sophiste : derrière Phèdre se cache le sophiste Lysias, derrière Pausanias, Prodicos, et derrière Éryximaque on aperçoit l'influence de Hippias ; Agathon, quant à lui, parle sous l'influence de Gorgias. Et c'est précisément face à Gorgias que Socrate risquerait d'être « pétrifié », de présenter un état de « torpeur ». C'est face à lui qu'il serait effrayé : mais pour avouer ceci, il ne peut que parler dans le style d'Agathon (et donc de Gorgias lui-même) : « C'est qu'aussi ce discours me rappelait le souvenir de Gorgias, au point d'avoir, ni plus ni moins, l'impression dont parle Homère » (198 c). Brisson, à l'instar de Robin, voit dans cette allusion un jeu de mots. Par ce calembour[14], Socrate adopte le style d'Agathon. On verra qu'à la suite d'Agathon, c'est sur la tête de Socrate que marchera Atè, même si cela ne durera pas longtemps. Même s'il s'agissait d'un *Witz* de Socrate destiné à faire écho et à ridiculiser Agathon, cela ne changerait rien à la nature arbitraire du signifiant dont il devient lui-même, Socrate, une victime : au contraire, comme le pense Lacan, le *Witz* est un lapsus calculé. La suite de l'interrogatoire de Socrate ne fera que confirmer que lui non plus n'est pas maître de sa « méthode ».

Avant de commencer sa louange, Agathon dit suivre une méthode, afin de savoir comment on doit s'y prendre. Comme le remarque Rosen, Agathon est le premier à prendre la parole en distinguant la méthode du contenu, nous dirions : l'énoncé de l'énonciation. Il déclare « Je tiens d'abord (Ἐγὼ δὲ δὴ βούλομαι πρῶτον) à *dire* comment il faut que je *parle*, ensuite je *parlerai* (εἰπεῖν, ἔπειτα εἰπεῖν) » (194 e, nous soulignons). Il veut formuler la méthode avec laquelle il louera Eros. Fort bien, mais quand Agathon veut s'expliquer, il commence par une redondance, par la répétition de mots, par la mise en rapport des mots par assonance : ainsi, ce qu'il « explique » est gouverné par les mêmes lois que l'objet de l'explication, ce qui annule d'entrée de jeu tout métalangage, et réduit du coup à néant sa tentative de fonder sa méthode... Il nous rappelle cet humoriste qui commençait ses monologues par cette phrase : « Avant de parler, je voudrais dire quelque chose. » Même s'il arrive à s'expliquer, ce moment « performatif-énonciatif » – qui le met en avant, lui, Agathon – ne peut se formuler que sous la forme d'un paradoxe. D'une part, l'ordre des termes de la phrase nous rappelle les sophistes : « d'abord... ensuite » ; d'autre part, entre ces

13. *Agathon*, p. 45.
14. Il s'agit donc d'un « calembour qui associe le nom de Gorgone à celui de Gorgias, le maître d'Agathon ». Brisson, *Le Banquet*, note 343, p. 206. Il s'agit d'un passage de l'*Odyssée*, XI, v. 633-635.

deux opérateurs nous n'avons que la simple répétition du mot *eipeîn* – dire, par trois fois. Voici donc ce premier échantillon de discours qui fera dire à Lacan que nous sommes sous l'effet de la dérision.

LA MÉTHODE DU SIGNIFIANT

Citons, à propos de cette méthode, l'argumentation de Pierre Lévêque, cet érudit qui s'est penché longuement sur le « dossier Agathon » :

> « Mais venons-en à la nature même du raisonnement dont se sert Agathon dans son éloge de l'Amour. [...] Partout, dans cet éloge, le sens est sacrifié à la recherche de l'harmonie verbale ou de l'effet musical. »

On peut ainsi affirmer qu'Agathon se sert de sa *technè* pour atteindre l'harmonie, pour en quelque sorte mettre au point les propositions d'Éryximaque, à qui il fait allusion dans son discours (196 e). Reprenons les propos de Lévêque :

> « Partout la liaison des idées est flottante, sinon arbitraire, à tel point qu'on a parfois cru à une altération du texte, par un souci de logique bien étranger à Agathon. »

Lévêque n'aurait pu choisir terme plus juste : l'arbitraire. Cet arbitraire du signifiant, de la langue, comme a pu le définir Saussure, prépare sans doute le terrain à Socrate, qui pourra ainsi questionner Agathon (*élenkhos*) au nom du signifiant. Cela est détecté par Lacan : l'*élenkhos* auquel Socrate soumet Agathon est l'exercice du signifiant. Et le signifiant se caractérise par le fait de dire plus que ce qu'on a l'intention de dire ; c'est de cette manière que nous sommes dans l'arbitraire et, par là même, dans la dérision. Dire plus que ce qu'on a l'intention de dire, c'est aussi ce qui se produit quand nous sommes sous l'emprise d'Eros, ou sous l'emprise d'Atè qui, dans le discours d'Agathon, se substitue à Eros : Atè – à savoir l'« égarement de l'esprit » –, tout comme Eros, marche « sur la tête des hommes » (195 d) et rend leur parole arbitraire. Robin est en désaccord avec l'interprétation selon laquelle certains propos d'Agathon seraient illogiques, comme par exemple la phrase ἐν πόνῳ, ἐν φόβῳ, ἐν πόθῳ, ἐν λόγῳ κυβερνήτης (197 d-e). « Passage dont on voudrait, en le corrigeant, rendre la pensée plus logique. Mais la logique importe-t-elle beaucoup à Agathon[15] ? » Agathon met entre parenthèses la logique, la « référence » réelle du discours. Comme le signifiant, il marche sur la tête des hommes. Pour le dire autrement, l'Atè, égarement de l'esprit, folie tragique, finit par produire un effet comique.

Lévêque termine son propos sur le style d'Agathon par ces mots :

> « Partout on retrouve donc les mêmes procédés de raisonnement chers à la sophistique, plus soucieuse de séduire par le caractère brillant et paradoxal de sa dialectique que de convaincre par la logique et la cohérence de sa pensée[16]. »

15. ROBIN, *Le Banquet*, note 4, p. 44.
16. *Agathon*, p. 120.

Brochard est du même avis : « Tout le discours [d'Agathon] n'est qu'une suite de jeux de mots et de *concetti*. Les raisonnements d'Agathon présentent aussi les caractères de la pure sophistique[17]. » On ne comprend que Socrate s'en prenne à l'Agathon sophiste que si l'on prend la mesure de la parenté du discours d'Agathon avec les sophistes. Mais, chose curieuse, Socrate partage quelque chose des assonances, de ce flottement rhétorique des sophistes, où prime le signifiant (et non la *Bedeutung*, la référence[18]). Nous l'avons déjà rappelé, *Le Banquet* est une sorte de vengeance de Platon contre Aristophane qui, dans *Les Nuées*, fait passer Socrate pour un sophiste.

Lacan voit dans le discours d'Agathon la dérision, l'amusement : « Manifestement, on s'amuse. » Mais il est suffisamment averti pour ne pas croire qu'il s'agisse tout simplement de se moquer d'un personnage : Platon est plus intelligent que cela. *Le Banquet* ressemble plutôt à un mécanisme d'horlogerie où chaque pièce s'insère dans un ensemble fort précis. Donc « on s'amuse », mais, comme le demande Lacan, « Qui s'amuse ? Est-ce seulement nous, les lecteurs ? Nous aurions tort de croire que nous soyons les seuls. [...] Contrairement à ce que les commentateurs ont dit, il est tout à fait hors de question que celui qui parle, à savoir Agathon, ne sache pas très bien lui-même ce qu'il fait[19] ». Nous pouvons d'ores et déjà devancer le raisonnement de Lacan et dire de quoi il s'agit : quand il s'agit de parler de l'amour, Agathon introduit un flottement dans le discours.

Lacan affirme qu'Agathon sait ce qu'il fait, ce qui semble contraster avec l'idée selon laquelle il ne sait pas ce qu'il disait : « Je t'en prie, je ne savais même pas ce que je disais, mon discours est ailleurs[20]. » C'est suite à cette phrase que Lacan peut continuer par ces mots : « Mais ce n'est pas tant Agathon qui est en difficulté, que Socrate lui-même. » Si cette affirmation est pertinente, alors il n'y a pas de différence entre le discours coloré d'Agathon et l'*élenkhos* auquel le soumet Socrate : ils semblent gouvernés par les mêmes lois, celles du signifiant. C'est pourquoi Lacan parle de la « limite » de la méthode socratique : la limite d'Agathon est la même que celle de Socrate. Pour introduire la notion du manque, Socrate n'a qu'à suivre le chemin tracé par son prédécesseur. Pourquoi ? Parce que c'est un circuit signifiant qui ne peut qu'aboutir à une sorte d'impasse, d'inconsistance du sens où un signifiant ne peut que renvoyer à un autre, un autre qui ne saurait être un métalangage du premier, qui ne saurait le dépasser. Si l'on questionne Agathon en suivant ses propres lois, on ne pourra que tourner en rond.

Le style d'Agathon peut être défini, avec Lévêque, comme une « tragédie rhétorique[21] », où l'on décèle différentes figures. Prenons comme exemple les

17. *Études de philosophie ancienne et de philosophie moderne*, p. 74.
18. Au sens de Frege G., « Sens et dénotation », *Écrits logiques et philosophiques*, Paris, Le Seuil, coll. « Folio Essais », 1971.
19. *Le Transfert*, p. 132.
20. *Le Transfert*, p. 142.
21. *Agathon*, p. 125.

« chiasmes[22] », mais aussi et surtout les « antithèses[23] », que Robin définit ainsi : « C'est le procédé suivant lequel la pensée, en se décomposant, se développe à vide et sur un plan tout formel[24]. » Nous insistons : quelle meilleure définition pourrions-nous donner du signifiant tel que le conçoit un Saussure ? Luc Brisson insiste aussi sur la filiation existante avec Gorgias, qui impose un rythme particulier au discours d'Agathon[25]. Si nous avions encore des doutes, voici l'avis de Lévêque :

> « Platon [...] s'est amusé à parodier ce procédé du tragique, et l'éloge de l'Amour qu'Agathon prononce dans *Le Banquet* est plein de *petites phrases binaires* où la longueur des *deux termes* se balance[26]. »

C'est dans cette eau que baigne tout le discours d'Agathon et c'est dans cette même eau qu'il sera facilement noyé par l'interrogatoire de Socrate. À propos des antithèses, Lévêque est formel, « le discours du *Banquet* est plein d'oppositions antithétiques [...] on n'aurait que l'embarras du choix pour en citer[27] ».

LE FLOTTEMENT SIGNIFIANT

Voici quelques exemples de « flottement » recensés par Lévêque :

1. Eros est ambigu : tantôt « affection mentale » (*Atè*), tantôt « incarnation divine » (196 et 197 b).

2. « Ne pouvant pas passer directement de l'idée d'ondoyant (ὑγρὸς) à celle de gracieux (εὐσχημοσύνη), il les réunit en introduisant arbitrairement la notion de flexibilité (συμμέτρου[28]). »

3. « Mais le plus bel exemple de ce constat de sacrifice de la cohérence interne aux faciles satisfactions des antithèses ou de l'allitération est sans conteste fourni par ces litanies de l'Amour (197 d-e) qui terminent le morceau et où les différents versets s'appellent l'un l'autre *suivant les lois de l'association des idées* bien plus qu'ils ne sont reliés l'un à l'autre par une dépendance logique et rationnelle[29]. »

4. Lévêque reconnaît qu'il serait audacieux d'en inférer que cette manière flottante de jouer sur les mots, qui nous rappelle l'association d'idées, nous montre le style du « vrai Agathon ». Selon lui, il faut plutôt y voir une forme de parodie, qui, par un tout autre biais, rapproche Agathon des sophistes :

---

22. *Agathon*, p. 129.
23. Dans les *Thesmophories*, un serviteur d'Agathon dépeint son maître comme celui qui αυτουομαζει, comme celui qui, au travail, « oppose des mots » (LÉVÊQUE, p. 130).
24. Cité par LÉVÊQUE, *Agathon*, p. 130.
25. BRISSON L., « Agathon, Pausanias and Diotime in Plato's *Symposium* : Paiderastia and Philosophia », *Plato's Symposium, Issues in Interpretation and Reception*, Washington, Center for Hellenic Studies, J. H. Lesher, 2006, p. 229-251.
26. *Agathon*, p. 132 (nous soulignons).
27. *Agathon*, p. 131.
28. *Agathon*, p. 121.
29. *Agathon*, p. 121 (nous soulignons).

> « Pour un autre mode de pensée sophistique, nous pouvons confirmer la parodie par une référence précise à un fragment d'Agathon lui-même : nous voulons parler du raisonnement fondé sur la vraisemblance (το εικοσ[30]). »

Il évoque à ce propos un passage du *Phèdre* où Socrate différencie le vraisemblable du vrai :

> « Socrate. – : C'est au vraisemblable que doit s'attacher quiconque se propose de parler avec art... C'est le vraisemblable qu'il faut poursuivre, tandis qu'au vrai on donnera tous les bonsoirs du monde. C'est le vraisemblable en effet qui, traversant d'un bout à l'autre le discours, constitue la totalité de l'art.
> Phèdre. – : Tu viens littéralement de rapporter la thèse soutenue par ceux qui se donnent pour des techniciens de l'art oratoire » (272 c-d).

Autrement dit, le vraisemblable s'oppose au vrai. Et réciproquement, le vrai peut ne pas être vraisemblable. Mais qu'est-ce que cela veut dire sinon que, quand nous sommes dans l'art qui s'exerce à travers la vraisemblance, nous mettons entre parenthèses tout ce qui concerne la référence au réel, à la *Bedeutung* ? Si nous avions encore des doutes concernant la pertinence de cette opposition dans *Le Banquet*, nous n'avons qu'à nous référer à ce qu'affirme Socrate à la suite du discours d'Agathon :

> « C'est alors que je me suis rendu compte à quel point j'étais ridicule quand je m'engageais envers vous à être des vôtres pour célébrer, à mon rang, la louange de l'Amour, et aussi quand je parlais de moi comme d'un être supérieur en matière amoureuse : moi dont l'ignorance, je l'ai bien vu, était complète quant à la question de savoir comment doit se célébrer la louange de quoi que ce soit » (198 c-d).

Le fait de se considérer un « être supérieur » renvoie à son affirmation précédente, au début du dialogue, quand il dit ne rien savoir d'autre que les choses de l'amour (177 d-e). Sur ce point, il se déclare « ridicule », donc inférieur, comme ceux qui sont au banquet. Socrate continue par ces mots :

> « J'étais assez stupide en effet pour m'imaginer qu'on doit, dans chaque cas, dire la vérité sur ce dont on célèbre la louange, et que cela est à la base ; puis, qu'en partant des vérités mêmes on doit faire un choix des plus belles, les disposer enfin dans l'ordre le plus convenable » (198 d).

Autrement dit, on irait de la vérité vers la beauté dans l'ordre le plus convenable en procédant du *vrai* vers le beau, vers le vraisemblable, vers les formes (ὡς εἰδὼς τὴν ἀλήθειαν τοῦ ἐπαινεῖν ὁτιοῦν). On aurait pu croire que cela était la bonne méthode : « J'étais donc plein d'orgueil à l'idée que j'allais bien parler, puisque je connaissais la vraie méthode pour faire l'éloge de quoi que ce fût » (198 d). Du coup, il ne s'agit plus d'être un spécialiste du thème de l'amour, mais plutôt de bien connaître « la méthode » d'exposition de quoi que ce soit, que, par

30. *Agathon*, p. 122.

ailleurs, nous devinons d'ores et déjà être la *fausse* méthode. Cette « méthode », celle d'Agathon et des sophistes, a la particularité de s'appliquer à n'importe quel sujet : le texte insiste sur l'aspect « quelconque » du thème abordé. Nous ne sommes donc plus dans la bonne voie, selon Socrate : « Mais, à coup sûr, ce n'était pas là, selon toute apparence, la belle manière de faire l'éloge de n'importe quoi ! » (198 d), de n'importe quoi et non seulement de l'amour. Pourquoi ? Parce que, insiste Socrate, « c'était bien plutôt attribuer à l'objet tout ce qu'on peut concevoir de plus ample et de plus beau, sans s'inquiéter de savoir s'il en est bien ainsi ou si cela n'est pas. Et puis, quand ce serait faux, la belle affaire après tout ! » (198 e). On s'attache aux formes, à la vraisemblance et non à la vérité[31] :

> « Voilà dès lors, je pense, pourquoi vous vous mettez l'esprit à la torture afin d'attribuer toutes choses à l'Amour ; pourquoi vous exaltez l'excellence de sa nature et la grandeur de ses effets : c'est pour qu'il apparaisse manifestement le plus beau et le meilleur, aux yeux, cela va sans dire, des gens qui ne s'y connaissent pas » (198 e – 199 a).

Socrate est clair : parler beau c'est parler pour la *doxa*. C'est ainsi que l'on peut comprendre le début de son interrogatoire d'Agathon, avant même que celui-ci ne commence son discours : si tu as pu parler « beau » devant toute la cité, tu pourras le faire sans difficulté devant nous, petit groupe. À quoi Agathon répond qu'une petite compagnie de gens intelligents « est plus redoutable qu'une cohue d'imbéciles ! » (194 b). Bref : parler beau, c'est parler « obscur ». Socrate se démarque et de la cohue d'imbéciles qui était présente lors du concours où Agathon gagna son prix, et de la petite cohue du banquet : « J'étais ridicule quand je m'engageais envers vous à être des vôtres pour célébrer, à mon rang, la louange de l'Amour. » Bref : il ne sera pas des leurs. Mais pour ne pas être comme eux, il doit faire semblant, dans un premier temps, jusqu'à l'entrée de Diotime, d'être comme eux, de suivre Agathon dans son raisonnement, qui fonctionne plus par « vraisemblance », plutôt que d'être guidé par la recherche d'une vérité. Socrate a décidément jeté un sort à Agathon : l'ensorcellement a bel et bien fonctionné.

L'AMOUR ET LA MÉTHODE

Mais donnons un peu plus de corps à la « méthode » : Agathon est le prototype de l'aimé éternel qui ne deviendra jamais un « aimant », il ne consentira jamais à la « métaphore de l'amour », même et surtout parce que son discours sur l'amour est rempli de métaphores[32]. C'est ainsi qu'on peut interpréter son refus de se laisser « ensorceler » par Socrate. D'ailleurs, ce n'est pas si sûr qu'il ne l'ait pas été, dans la mesure où, même si, d'aimé, il ne devient pas aimant,

31. Brisson, *Le Banquet*, note 346, p. 207.
32. Voir à ce sujet le propos de Ménissier déjà cité.

son discours tragique est plutôt une comédie du signifiant, de l'arbitraire du signifiant. On comprendra donc le jeu de mot de Lacan quand il dit « l'*érôménos* devient *érôtomenos* », celui qui est interrogé[33] : le poids tombe sur « l'*érôménos* » et sur le fait d'être interrogé, le fait d'être soumis à l'*élenkhos* de Socrate et, par là même, à son savoir. Mais la question demeure : Agathon a-t-il pu se défaire de la sorcellerie ? Car, comme un analysant, il commence par la tragédie de son destin inconscient, et finit par convertir son histoire en une « comédie ». Rappelons à nouveau qu'au début du dialogue, il s'adresse à Socrate en tant qu'aimé, afin d'être instruit par lui, « rempli » par la sagesse de Socrate, mais celui-ci refuse l'« échange ». Inversement, quand, avant de commencer son éloge, Agathon refuse de se soumettre à Socrate, d'être ensorcelé par lui, cela peut s'entendre comme un refus de « devenir un aimant » (là où Alcibiade avoue être tombé dans le piège de Socrate, devenant ainsi lui-même un *érastès*).

Agathon parle par des métaphores, certes, mais devons-nous considérer, comme certains commentateurs, qu'il ne dit rien de sérieux ? Nous ne le croyons pas et nous évoquerons quelques points qui nous semblent importants :

1. Agathon traite du courage. Arès, le dieu de la guerre, est nécessairement habité par Éros : « Passons au courage : avec l'Amour Arès même ne peut pas rivaliser. Car ce n'est pas Arès qui se saisit de l'Amour, mais l'Amour qui se saisit d'Arès (οὐ γὰρ ἔχει ἔρωτα Ἄρης, ἀλλ' Ἔρως Ἄρη) » (196 d). Hormis l'assonance Eros/Arès, comment doit-on expliquer cette formulation ? Luc Brisson remarque le « passage brutal du nom propre au nom commun[34] », car, en effet, le dieu Arès ne possède pas le dieu Éros, mais c'est plutôt Arès, le dieu de la guerre, qui est possédé par Eros (l'amour). Nous sommes toujours dans cette sorte de « chiasmes » utilisés par Agathon où la sonorité, cette part matérielle du signifiant, prime sur la signification et la façonne. Mais il y a plus, car Agathon termine ce propos en arguant du rapport de force existant entre possédant et possédé. Nous préférons citer la traduction de Brisson : « Or, celui qui possède est plus fort que celui qui est possédé ; et celui qui domine celui qui est le plus courageux que les autres, celui-là est le plus courageux de tous » (196 d). Brisson s'étonne d'une telle affirmation, elle lui semble même « inacceptable ». Quant à nous, nous ne voyons autre chose dans les fonctions « posséder » et « être possédé » que la situation asymétrique de l'aimé et de l'aimant. Certes, nous n'avons rien d'autre pour affirmer cela que le contexte du dialogue et le verbe ἔχω, qui signifie, entre autres sens, « avoir une femme, avoir pour femme », mais aussi « être vieux », « avoir un certain âge », ce qui placerait Eros du côté de la domination et de l'*érastès*.

2. Agathon affirme (196 d-e), tout de suite après ce que l'on peut appeler « l'hypothèse Eros/Arès », qu'à l'instar d'Éryximaque, il utilisera sa *technè* (la poésie) afin de montrer que tous ceux qui seraient habités par Eros (comme

33. Du verbe ερωταω-ω : demander, interroger.

34. Brisson, *Le Banquet*, note 309, p. 204.

c'est le cas du dieu Arès), deviendront poètes, même s'ils ne l'ont jamais été. En effet, « il n'y a personne qui ne devienne pas poète quand il [Eros] le touche [*apsétai*] ». Il y a d'une part un jeu de mots entre « *poieîn* », produire et « *poietés* », poète[35]. On pourrait stipuler que, de même que grâce à sa technique (la médecine), Éryximaque fait naître l'amour là où il n'y en a pas (186 c-d), de même Agathon prétend qu'Eros fait naître la poésie là où elle n'a jamais existé. Agathon considère qu'Eros habite le poète (en suivant l'hypothèse Eros/Arès) et non pas que c'est le poète qui possède Eros. Mais il y a plus dans cette partie du discours d'Agathon : il considère que si l'on devient poète c'est bel et bien parce qu'on a été touché (*apsétai*) par Eros. En effet, son affirmation « il n'y a personne qui ne devienne pas poète quand il [Eros] le touche » signifie qu'il suffit du « toucher » pour transmettre l'amour, pour que l'amour naisse par simple toucher, donc par contact. Agathon revient donc à sa proposition du début du dialogue où il invite Socrate à s'étendre à côté de lui afin de lui transmettre son savoir (175 d). Remarquons que Socrate ne refuse pas pour autant de se coucher à côté de lui, même s'il ironise à propos d'une telle conception du savoir « par contact » :

> « Quel bonheur ce serait, Agathon, si le savoir était chose de telle sorte que, de ce qui est plus plein, il pût couler dans ce qui est plus vide, pourvu que nous fussions, nous, en contact l'un avec l'autre ; comme quand un brin de laine fait passer l'eau de la coupe la plus pleine dans celle qui est plus vide ! » (175 d).

Le contact, nous l'avons déjà dit, renvoie à la question du plein et du vide en tant que théorie de la transmission du savoir et en tant que défense de la pédérastie.

3. Agathon précise sa démarche (196 e) : « Car ce qu'on ne possède pas ou que l'on ne connaît pas, on ne saurait ni en faire don à l'un, ni l'enseigner à un autre. » Pour Agathon il faut avoir pour donner et pour enseigner : il faut avoir pour transmettre par « contact », pour transvaser ce savoir. On pourrait penser qu'il se situe à l'opposé de la théorie de la réminiscence défendue par Platon dans le *Ménon* : même si ce dernier dialogue présente un paradoxe[36], l'ignorant *sait* mais il ne sait pas qu'il sait, il est clair que si le savoir est bel et bien inné, il faut un Socrate, un maître, pour éveiller ce savoir. Quoi qu'il en soit, c'est peut-être cette affirmation d'Agathon (il faut savoir et avoir pour enseigner) qui permettra à Socrate de déployer l'*élenkhos* et l'essentiel de sa critique : si, comme le dit Diotime, on peut « porter des jugements droits [...] sans être à même d'en donner justification » (202 a), alors il n'est pas nécessaire d'avoir et de savoir pour « donner » et, donc, de se toucher pour transmettre. Il est inutile que l'ignorant se fasse toucher par le savant, l'*érastès*. Agathon propose

35. BRISSON, *Le Banquet*, note 312, p. 204 : « Eros est un poète qui peut produire non pas une œuvre, mais celui-là même qui produit cette œuvre, c'est-à-dire un poète. »

36. CANTO-SPERBER M., *Les Paradoxes de la connaissance. Essais sur le* Ménon *de Platon*, Paris, Odile Jacob, 1991.

à nouveau, comme au début du dialogue, une théorie de la transmission qui, tout en maintenant l'asymétrie entre l'aimé et l'aimant, fait l'éloge de la pédérastie, alors que l'éloge de Socrate par Alcibiade montrera qu'on n'a pas besoin de se « remplir » par les voies classiques pour que transmission s'ensuive (la pénétration, par exemple). Concernant le propos cité et selon lequel il faut avoir pour donner et transmettre, Brisson reconnaît la conception de l'amour pédérastique, celle du passage d'un contenu (le savoir) d'un contenant (le maître) à un autre contenant (l'élève) : l'auteur attire l'attention, comme nous, sur la répétition, à quelques lignes d'intervalle, des mots qui traduisent la notion du toucher et du contact (*apsétai* en 196 e, *ephaspsétai* en 197 a[37]).

4. Et ce n'est pas encore fini concernant la dialectique du plein et du vide : « C'est lui [Eros] qui nous vide de la croyance que nous sommes entre nous des étrangers, qui nous emplit de celle que nous sommes parents » (197 c). Le vide et le remplissage, liés au toucher, constituent une bonne partie du discours d'Agathon sur l'amour : cette opération de remplissage fait que l'*érastès* et l'*érôménos* sont des « semblables », des parents.

Agathon défend une version de l'amour et de la pédérastie qui s'annonçait déjà au commencement du dialogue. En ce sens, il se situe à l'opposé de ce que Platon énoncera par la bouche de Socrate et de Diotime, une version de l'amour qui montre comment la philosophie est le véritable accès et à la connaissance et à l'amour. Cette idée de l'amour que Platon expose ne se limite pas au passage du plein au vide, de la simple transmission par contact entre hommes (*érastès* et *érôménos*). De cette manière, Agathon est le personnage le moins bien placé pour parler de l'amour et, surtout, pour nous apprendre ce que c'est que la « métaphore de l'amour ».

Passons en revue nos personnages. Phèdre est un aimé, il défend les « bien-aimés » et, en tant quel tel, ne peut que faire l'éloge des aimants mais aussi du courage des aimés devenus aimants. Pausanias, quant à lui, est le prototype de l'aimant qui ne sera jamais un « aimé » ; c'est la raison pour laquelle il exige une « deuxième loi » qui oblige les aimés à la réciprocité, et donc à aimer eux aussi. Aristophane change de position : de comique il passe à tragique, mais il défend la pédérastie. Agathon, l'aimé de Pausanias, ne deviendra jamais un aimant, c'est pourquoi, peut-on supposer, Socrate se montre ironique quant à sa demande d'amour (et d'enseignement), manifestée au début du dialogue (175 d). Mais en même temps, on ne peut que constater que Socrate finit par répondre à sa demande : Agathon lui avait demandé de lui transmettre un savoir, celui que Socrate avait acquis debout, appuyé sur un seul pied, dans un moment de méditation, juste avant de rentrer dans la maison d'Agathon, et Socrate finit par introduire Diotime et le mythe de la naissance d'Eros. Diotime ne peut rien

37. Voir à ce propos : TARRANT D., « The touch of Socrates », *Classical Quarterly*, vol. 8, n° 1/2, mai 1958.

transmettre par le contact pédérastique mais, au contraire, montre comment une femme (c'est-à-dire un être qui ne peut compter dans l'échange pédérastique) peut nous apprendre quelque chose sur l'amour. L'enseignement se fait, mais pas par la voie traditionnelle de la pédérastie. Entendons-nous : Diotime, une femme, ne peut pas pénétrer. Si Socrate a appris quelque chose d'elle, à savoir la vraie nature de l'amour, ce n'est pas par le toucher. Socrate nous montre comment la « métaphore de l'amour » a opéré en lui, sans passer par le toucher, mais par la seule « rectification subjective[38] ». C'est la raison pour laquelle, nous le verrons dans le prochain chapitre, Socrate a besoin de se mettre « à la place » d'Agathon, d'être aussi naïf que lui, de se laisser guider, au moins dans un premier temps, par la seule méthode du signifiant, de la dialectique : ce qui n'est pas beau est laid, celui qui possède est supérieur à celui qui est possédé. Mais s'il consent à cela, c'est pour bien montrer comment sa méthode, et son ancienne conception de l'amour, allait être rectifiées par la magicienne de Matinée.

Dorénavant, l'enseignement sera possible, mais en évitant que l'aimant, l'*érastès*, « remplisse » l'*érôménos*. Témoin Alcibiade, qui prouve que la métaphore de l'amour l'a fait devenir aimant là où il était aimé. Autrement dit, Socrate a fait avec Alcibiade la même chose que Diotime a fait avec lui. Réciproquement, Socrate, l'aimant, deviendra l'*érôménos* d'Alcibiade, couronné par le prestige de son savoir.

CONCLUSION

Il importe de distinguer, à l'intérieur du dialogue, deux « théories » de l'amour et de la transmission : la première, dont Agathon (mais aussi Éryximaque, dans une moindre mesure) est le porte-parole, est celle de la pédérastie, où c'est par le « contact » que se transmet le savoir (175 d). L'exemple donné est celui de l'eau qui passe d'un vase plein à un vase vide. La deuxième théorie de l'amour est celle qui est avancée par Platon, et que Lacan baptise « la métaphore de l'amour », où « l'aimé devient l'aimant », ce qui semble se produire par une sorte de « distance », par évitement de contact – dont l'abstinence analytique incarnerait une des variantes. Mais remarquons que, chez Agathon, comme dans une analyse, c'est le non-contact avec Socrate, l'évitement du rapport sexuel proprement dit, qui le pousse à ce qu'il y ait du rapport partout : dans une analyse, comme dans le discours d'Agathon, le sens jouit[39]. Mais, du même coup, Agathon est ensorcelé. Socrate n'a d'autre choix que de se désolidariser d'une telle méthode et d'introduire une autre théorie de l'amour par où c'est le manque et non pas la possession qui cause le désir.

38. LACAN, *Autres écrits*, Paris, Le Seuil, 2001.

39. Pour reprendre cette homophonie de Lacan « joui-sens » : le sens ne peut que s'inscrire dans un rapport sexuel, où la parole est conçue comme un tout, où chaque terme est mis en rapport avec un autre.

Chapitre 6

SOCRATE : « PLUS IL DÉSIRE, PLUS IL DEVIENT LUI-MÊME DÉSIRABLE »

Πολλαὶ μορφαὶ τῶν δαιμονίων.
Euripide, *Alceste*, 1159.

Nous avons vu que pendant l'interlude qu'a constitué l'échange entre Agathon et Socrate, celui-ci faisait part aux orateurs de son embarras : comment allait-il prendre la parole après le si bel éloge d'Agathon ? Mais au fur et à mesure que nous progressons dans le dialogue, il apparaît que cette difficulté de Socrate dissimule en réalité un véritable embarras qu'il tente de dissimuler en adoptant un ton pédant, au point de se rapprocher d'Eryximaque, qu'il critiquait au début du dialogue. C'est même à ce dernier que Socrate déclare :

> « Est-ce que, dit-il, fils d'Acoumène, je te fais l'effet de m'être laissé naguère effrayer d'une frayeur qui n'avait rien d'effrayant ; et non pas, bien plutôt, d'avoir parlé prophétiquement, quand tout à l'heure je disais du discours d'Agathon que ce serait une merveille et que je me trouverais, moi, dans l'embarras ? » (198 a).

Au moment de prendre la parole, d'un côté il reconnaît être dans l'embarras, mais de l'autre il frise la pédanterie, en se présentant comme un prophète (un « devin », traduira Brisson). À nouveau, Socrate joue sur les deux tableaux, rhétorique du côté du signifiant, quand il imite le style d'Agathon (ἀδεὲς πάλαι δέος δεδιέναι) et logique du côté du signifié. Ce double aspect nous donne un avant-goût de ce que sera sa démarche lors de l'interrogatoire d'Agathon : à la fois devin dans la mesure où son questionnement porte sur « la cohérence du signifiant[1] », mais en même temps dans l'impasse au moment de faire l'éloge d'Eros.

Socrate embarrassé ?

Ainsi, Socrate devient pédant voire insolent quand il juge les éloges des autres comme parfaitement ineptes. Mais là aussi, son discours est ambigu :

1. *Le Transfert*, p. 143.

même si au début il semble évoquer son manque de supériorité en la matière, il affirme en même temps ne rien savoir sauf sur les choses de l'amour. Il évoque son manque d'expertise en matière de louange pour la simple et bonne raison qu'il comptait dire le « vrai » sur l'Amour et non seulement ce qui est « vraisemblable » ou « beau », propos que nous avons déjà cité[2].

En matière d'éloge, Socrate dit se sentir comme pétrifié et « sans voix » face à l'apparition du spectre de Gorgias – incarné en l'occasion par le rhéteur Agathon, – ainsi que par sa belle prestation. Il s'agit d'une référence à l'Odyssée où c'est Ulysse qui se trouve dans une pareille situation face à la tête de la Gorgone : ainsi, par cette évocation, Socrate se compare à l'Ulysse[3]. Socrate dit : « Ma langue l'a promis, mais nullement mon cœur » (199 a[4]), citation qui renvoie à un serment, ce qui voudrait dire qu'il se démet de sa promesse de louer Eros, et fait semblant de ne pas avoir compris la louange qu'il devait faire. On voit bien que l'embarras de Socrate est relatif : il y a de l'ironie et il traite les autres orateurs, et non seulement Agathon, d'ineptes.

> « Socrate. – Au revoir donc ! Je ne veux plus faire un éloge de cette façon, j'en serai bien incapable. Pourtant, à condition de m'en tenir à la vérité, j'accepte de prendre la parole, à ma manière et sans rivaliser avec les discours qui furent les vôtres, car je ne veux pas m'exposer au ridicule » (199 a-b, traduction de Brisson).

La formulation pourrait bien être équivoque : ou bien il serait ridicule à vouloir rivaliser avec les autres orateurs car il n'est pas à la hauteur, ou bien ce sont les autres orateurs qui sont ridicules et il ne voudrait pas être des leurs. Puisque Socrate lance une sorte d'ultimatum, Phèdre et les autres lui demandent de parler comme il l'entend : nous verrons qu'il s'agit d'une concession, similaire à celle qu'on accordera plus tard à Alcibiade (214 d). C'est ainsi que Socrate accepte de parler, mais avant de commencer son discours, il demande à poser quelques questions à Agathon : ce sera le début d'une mise au point entre les deux personnages, en apparence pour accorder leurs violons, mais en réalité pour permettre à Socrate de mieux réfuter son amphitryon. Socrate entame ainsi son fameux interrogatoire, en changeant radicalement de registre dans sa manière de parler de l'amour.

« L'amour de »

Lacan s'intéresse particulièrement à la phrase qui déclenche l'interrogatoire de Socrate « L'amour est-il amour de quelque chose ou amour de rien ? » εἶναί τινος ὁ"Ερως ἔρως, ἢ οὐδενός (199 e). Lacan précise que le génitif grec introduit

2. « J'étais assez stupide en effet pour imaginer qu'on doit, dans chaque cas, dire la vérité sur ce dont on célèbre la louange, et que cela est à la base » (198 d).
3. *Sur Le Banquet*, p. 202.
4. Il s'agit là encore d'une citation d'Euripide, *Hyppolyte*, v. 612 ; Brisson, *Le Banquet*, note 348, p. 207.

ici une ambiguïté, de telle sorte que cette question peut signifier « l'Amour est amour de quelqu'un ou de quelque chose, ou de personne ou de rien » ou bien « Eros est le fils de quelqu'un ou de personne[5] ». La remarque n'est certainement pas anodine puisque, dès le début du dialogue, il était question de savoir si Eros était le dieu le plus ancien ou non, s'il avait des parents ou non. Agathon affirme qu'Eros est le dieu le plus jeune – donc qu'il a des parents – alors que le poème de Parménide, nous l'avons vu, déclare qu'il est le plus vieux des dieux. Il est remarquable que l'ambiguïté, présente tout au long du dialogue, à propos d'Eros en tant que nom propre ou comme nom commun, prenne la forme d'une autre ambiguïté au moment où Socrate prend la parole.

Socrate poursuit son interrogation par cette phrase :

> « Ce que je te demande, ce n'est pas si c'est à l'égard de tels mère ou père ; car ce serait une question risible, de demander si l'Amour est amour à l'égard d'une mère ou d'un père[6]. Mais le cas est analogue à celui où, envisageant *Père* en tant précisément que cela même, je demanderais : "Est-ce que le Père est père de quelqu'un, ou bien non ?" Tu me diras sans nul doute, si tu souhaitais faire une bonne réponse[7], que c'est précisément d'un fils ou d'une fille que le Père est père » (199 c-d).

Bref : il paraît clair que si l'amour est « amour de », c'est qu'il « n'est pas un dieu[8] ». Il s'agit d'un terme relatif qui, comme tel, ne peut qu'être mis en rapport avec un autre terme : le résultat de la rhétorique d'Agathon ridiculisée par Socrate est que, dans le tourbillon d'assonances et de jeux de mots, Eros finit par n'être autre chose qu'un signifiant. Eros ne peut qu'aimer et, par là même, il ne peut que désirer. En effet, c'est à ce moment que Socrate introduit, de manière un peu rapide (200 a), l'équivalence entre l'amour et le désir. Si l'amour n'est pas un terme absolu, mais relatif à quelque objet, alors il désire ce quelque chose, il désire cet objet. Il s'agit de la même question posée par Robin, concernant l'ambiguïté du passage où il est question de la possession ou non de l'objet de l'amour :

> « La nature de l'Amour veut-elle, interroge Socrate, qu'il soit amour de quelque chose, ou bien peut-il être amour de rien ? Autrement dit, l'amour *est-il* un corrélatif et *a-t-il* un corrélatif, ou bien peut-on l'entendre absolument et sans rapport à un objet[9] ? »

---

5. BRISSON, *Le Banquet*, note 351, p. 207 : « On peut donc comprendre sa question en deux sens : ou bien il s'agit de savoir si l'amour est l'amour de quelqu'un ou de quelque chose, ou de personne ou de rien ; ou bien il s'agit de savoir si Eros est le fils de quelqu'un ou de personne. »
6. Strauss voit dans cette déclaration la position de Socrate contre l'inceste, et donc contre le personnage qu'Aristophane lui attribue dans les *Nuées*, dans la mesure où frapper son père, au nom de la sagesse, implique une voie ouverte vers l'inceste, *Sur le Banquet*, p. 208.
7. « Si tu souhaitais faire une bonne réponse », c'est-à-dire parler « vrai » et non seulement par vraisemblance.
8. GALPÉRINE M.-C., *Lecture du Banquet de Platon*, Paris, Verdier, 2004, p. 16.
9. ROBIN, *Notice*, p. 73.

D'un point de vue dialogique, il est intéressant de relever que Socrate demande à Agathon de se rappeler cette caractéristique propre à Eros, de la garder en mémoire. Qu'Agathon ait besoin de garder en mémoire ce que Socrate dévoile dans son interrogatoire, qu'il le lui rappelle à nouveau dans 201 a, qu'il s'agisse de questions insidieuses, que le ton soit persuasif, tout cela montre bien que Socrate garde une position de maître, similaire à celle qu'il aura face au jeune garçon[10], dans le *Ménon*. Et c'est en tant que tel qu'il tente de lui « démontrer » que, puisque le désir est un terme relatif à un objet, ce désir implique nécessairement la non-possession dudit objet :

> « Socrate. – Mais tout ce que je veux savoir de toi, c'est si ce dont l'Amour est amour, il en a, ou non, envie (τοσόνδε δὲ εἰπέ, πότερον ὁ Ἔρως ἐκείνου οὗ ἔστιν ἔρως, ἐπιθυμεῖ αὐτοῦ ἢ οὔ).
> Agathon. – Hé ! Absolument.
> Socrate. – Est-ce pendant qu'il est en possession de ce dont il a envie et amour, qu'il en a conséquemment envie et amour ? Ou bien est-ce pendant qu'il ne l'a pas en sa possession ?
> Agathon. – Pendant qu'il ne l'a pas, la chose est au moins vraisemblable » (200 a).

On voit bien que les questions de Socrate, comme d'habitude, contiennent déjà la réponse : Agathon n'est là que pour confirmer l'orientation déjà prise par son interlocuteur. Mais outre la position de maître, Lacan relève le passage, un peu forcé, de l'éros (ερα = il aime) au désir (επιτυμει = il désire), puis au manque[11]. Il s'agit donc d'une double opération, voire d'une double substitution : si l'on aime, c'est parce qu'on désire (premier pas), et si l'on désire c'est que l'on manque (deuxième pas). Il y a donc corrélativement à cette position de maître une sorte de forçage impliqué par ces deux opérations distinctes :

1. Le passage de l'amour au désir et, par là même, l'introduction du manque comme étant au cœur de l'amour, dans la mesure où le désir implique un objet qu'on n'a pas (le désir est à l'opposé de la possession et, réciproquement, la possession éteint le désir).

2. On pourrait s'attendre à ce que Socrate s'arrête à cette nouvelle définition de l'amour, par où celui-ci ne serait concevable sans un désir et sans « l'objet » qui lui est inhérent. Mais non : une nouvelle opération lui est nécessaire afin de montrer une sorte d'inadéquation entre le désir et l'objet de ce désir, pour autant qu'il ne saurait le satisfaire d'une fois pour toutes. Le désir est désir de possession (avoir ou ne pas avoir) ou d'existence (être ou ne pas être). Il serait facile de prouver que nous désirons ce que nous n'avons pas ou ce que nous ne sommes pas, mais comment désirer quelque chose que nous avons ou que nous sommes déjà ?

10. Nous préférons l'appeler le « Jeune Garçon » (*pais*), selon la traduction de M. Canto-Sperber, plutôt que l'« esclave ».
11. *Le transfert*, p. 141 et 143.

En effet, nous en sommes restés à la confirmation, de la part d'Agathon, du propos avancé par Socrate, selon lequel nous désirons ce que nous ne possédons pas et quand nous ne le possédons pas. À quoi Socrate ajoute :

> « Examine tout justement, repartit Socrate, si au lieu d'une vraisemblance il n'y a pas en ceci une nécessité (ἀνάγκη), savoir que ce qui a envie ait envie de ce dont il est dépourvu. Pour mon compte en effet, Agathon, c'est prodigieux à quel point j'ai là le sentiment d'une nécessité » (200 b).

Nous sommes là face à ce que Robin appelle le « second principe[12] » de la définition socratique de l'amour, celui de la nécessité du manque de l'objet aimé. En effet, si Lacan insiste sur le mot « corrélatif » quand il s'agit de savoir sur quoi porte l'amour (« il s'agit de savoir, sur le plan de l'interrogation du signifiant, de quoi, comme signifiant, l'amour est corrélatif[13] »), c'est parce que ce « corrélatif » est une nécessité et non seulement la conséquence d'une contingence. La « corrélation » implique, que d'une part l'objet de l'amour est contingent (s'il faut qu'il soit un, il peut aussi bien en être l'objet « x » ou « y ») mais, que d'autre part, il est tout de même une nécessité : l'objet peut être « quelconque », mais il faut qu'il soit un, il y a donc nécessité. Cette question ne saurait ne pas intéresser la psychanalyse : l'amour désire-t-il, ou non, l'objet quelconque dont il est amour ? La réponse est positive, donc le désir est une nécessité. De là on peut en déduire que, puisque l'objet que l'on désire est beau, celui qui désire – l'Eros – est nécessairement laid, puisqu'il lui manque ce qu'il désire. En plus, Agathon avait admis que ce qui est beau est bon, il se trouvera donc dans la situation de devoir admettre que l'amour n'est ni beau ni bon, car ces deux termes ne sauraient être disjoints. Ainsi, comme le pense Robin, l'art des vraisemblances (la rhétorique) doit avouer son impuissance face à la dialectique socratique[14].

Il faut comprendre que même s'il se place face à son interlocuteur en tant que maître, Socrate ne saurait échapper au « discours du maître », à savoir l'inconscient. Et c'est à partir de ce constat que Lacan détecte un point d'achoppement dans la méthode de Socrate – son « vrai embarras », – plus que dans celle d'Agathon : c'est la raison pour laquelle il sera en désaccord avec l'interprétation traditionnelle, tenue par la plupart des commentateurs, selon laquelle si Socrate introduit Diotime dans son discours, c'est pour épargner Agathon, afin de ne pas blesser son amour-propre.

Si le pas essentiel de Socrate consiste à avoir assuré « l'autonomie de la loi du signifiant », c'est même et surtout parce que cette loi est « autonome » par rapport à celui qui l'énonce, car celui-ci ne saurait être qu'une marionnette de

12. ROBIN, *Notice*, p. 74 et suivantes.
13. *Le transfert*, p. 144.
14. ROBIN, *Notice*, p. 76.

la loi qu'il profère[15]. Socrate ne détient pas la clé d'un supposé « métalangage », c'est pourquoi il peut avouer se trouver lui-même « embarrassé » par cette loi du signifiant qu'est la loi de l'inconscient. Si c'est ainsi, Socrate n'a d'autre choix que de rendre visible son embarras et d'introduire Diotime là où il se sent désarmé face à ce que sa méthode lui fait entrevoir de ses propres limites : il se manifeste lui-même comme un sujet divisé (c'est d'ailleurs la raison pour laquelle Lacan pourra stipuler, plus tard, que Socrate est hystérique).

Lacan pointe la « panne » de Socrate par ces mots :

> « Mais aussi cette question, c'est la résoudre à bien peu de frais que de dire que c'est pour ménager l'amour-propre d'Agathon. Si les choses sont comme on nous le dit, Platon n'aurait qu'à faire un tour tout à fait élémentaire de judo ou de jiu-jitsu puisque Agathon dit expressément – Je t'en prie, je ne savais même pas ce que je disais, mon discours est ailleurs. Mais ce n'est pas tant Agathon qui est en difficulté, que Socrate lui-même[16]. »

S'il s'agissait de l'amour-propre d'Agathon, il aurait suffi à Socrate de continuer à exercer sa propre méthode or, c'est précisément celle-ci qui est en panne.

Socrate en panne

Socrate, ayant introduit le manque comme « cause » de tout désir, doit statuer quant au paradoxe de l'avoir, de la possession. Socrate affirme qu'on ne peut désirer que ce que l'on n'a pas : mais veut-il dire que si l'on est riche on n'aime pas être riche ? Il doit se débrouiller avec la situation où la possession ne fait pas défaut. C'est Socrate qui évoque cette éventualité, ce qui aurait pu être un merveilleux tour de judo contre lui-même : eh bien non, il considère que celui qui a quelque chose pourrait craindre de ne pas l'avoir un jour ! Puisque, comme le pense Lacan, le refoulement vient du futur, il n'y a pas de contradiction. Si un homme riche désire être riche, c'est en fonction d'un éventuel manque à venir. Le propos ne nous semble pas anodin puisque, même si l'objet est présent, il se mesure par contraste avec son manque. C'est toute la « théorie du manque d'objet[17] » en une phrase. L'objet est l'ombre portée du manque : plus on en a, plus on risque de manquer[18]. L'insatisfaction est de structure. C'est ainsi que nous arrivons à ce passage sur le manque :

> « Socrate. – Aussi l'homme qui est dans ce cas, et quiconque éprouve le désir de quelque chose, désire ce dont il ne dispose pas et ce qui n'est pas présent ; et ce qu'il n'a pas, ce qu'il n'est pas lui-même, ce dont il manque, tel est le genre de choses vers quoi vont son désir et son amour » (200 e, traduction de Luc Brisson).

15. *Le Transfert*, p. 145 : « Or, n'est-ce pas sur ce point que nous, nous avons fait un pas, par quoi nous sommes en discord avec Socrate ? »
16. *Le Transfert*, p. 142.
17. Lacan J., *La relation d'objet*, Paris, Le Seuil, 1994.
18. Et plus on en privé, plus en désire, comme nous allons le voir plus loin avec l'exemple de Pénia.

Il s'agit d'un propos à comprendre selon le paradoxe énoncé juste avant : même s'il a ou s'il est ce qu'il désire, un homme, s'il désire, ne peut désirer que ce dont il manque ou qui est susceptible de lui manquer. Même et surtout s'il a ce qu'il désire : ainsi *c'est le fait de désirer qui prouve le manque et non l'inverse.* De même que Socrate définit l'amour comme le désir de quelque objet (synchronie), de même, il introduira le facteur temps par où l'on continue à désirer ledit objet, même si l'on possède déjà, en fonction d'un manque à venir (diachronie).

Et c'est cette « théorie » du manque qui fait que Socrate se rapproche d'Aristophane, puisqu'il était, parmi les orateurs, le seul à évoquer le manque comme « cause » d'éros. Si nous nous rappelons l'idée de Strauss selon laquelle « Eros n'est pas la sexualité », nous ne pouvons qu'être d'accord sur le fait que c'est la sexualité qui est habitée par le manque de l'autre moitié perdue – la réciproque n'étant pas vraie : ce n'est pas la sexualité qui produit un « manque ». Chercher l'autre moitié signifie chercher ce qui nous manque : c'est surtout le fait de désirer qui manifeste le manque et non la complémentarité supposée de l'autre moitié jamais retrouvée.

Mais après avoir traité de la cause dont l'amour est une réponse, Socrate doit s'expliquer sur le point évoqué plus haut : si l'amour aime le beau et puisqu'on aime ce dont on manque, alors l'amour manque de beau, l'amour n'est pas beau.

Le point culminant de la méthode de Socrate correspond au moment où Agathon reconnaît s'être trompé et avoir parlé sans savoir. Mais comme nous avons considéré la possibilité, comme Lacan le propose, que le maître soit Socrate, le pauvre Agathon ne pouvait qu'être une simple marionnette des propos du maître. Agathon avait « bien parlé » (201 b), pourtant la rhétorique est impuissante au moment de dire le vrai.

Mais le problème est naturellement bien plus compliqué : si Agathon n'est qu'une marionnette de Socrate, l'impuissance d'Agathon ne peut que dévoiler la propre impuissance de Socrate, comme le ferait un ventriloque. Agathon est là pour répondre par oui ou par non aux réponses toutes faites de Socrate[19]. L'impuissance d'Agathon est celle de Socrate : preuve en est que c'est précisément à ce moment du dialogue qu'il introduit le souvenir de Diotime, en s'assimilant lui-même à Agathon.

C'est concernant cette « panne » de Socrate que Lacan n'est pas d'accord avec la plupart des commentateurs : il ne s'agit pas seulement d'épargner l'amour-

19. Il y aurait beaucoup des choses à dire sur la manière de questionner de Socrate, notamment le maniement de ce que Hermogène nomme « la figure interrogative » (*kata peusin*), ce que son traducteur M. Patillon explique ainsi : « Elle se définit comme une forme de l'interrogation oratoire, puisqu'elle n'attend pas de réponse, avec cette spécification qu'elle ne peut être contredite. Le reste concerne les occasions où il est utile de l'employer », *L'Art rhétorique*, Paris, L'âge d'homme, 1997, p. 523. On sait que Freud renversera cette perspective avec la notion de « négation » : la réponse de l'analysant est décisive, mais plus parce qu'elle cache que par ce qu'elle dévoile (FREUD, *La négation*, 1925).

propre d'Agathon[20]. Et ceci pour une raison qui saute aux yeux : c'est un fait que le tragédien a été plus que malmené, il a subi une vraie humiliation, il est donc trop tard pour revenir en arrière et prétexter que Socrate aurait tenu face à Diotime le même genre d'arguments inappropriés qu'Agathon avait défendu face à lui. Nous donnons raison à Lacan sur ce point : « S'il passe la parole à Diotime, pourquoi ne serait-ce pas parce que, concernant l'amour, les choses ne sauraient aller plus loin avec la méthode proprement socratique[21] ? »

Pourtant, les commentateurs qui voient une équivalence entre l'attitude d'Agathon face à Socrate et celle de Socrate face à Diotime, ne se trompent pas sur tous les points. D'abord c'est Socrate qui l'affirme, quand il reprend les mêmes mots qu'Agathon avait employés au moment de faire son éloge d'Eros :

> « On doit, c'est toi-même, Agathon, qui as donné cette indication, expliquer d'abord ce qu'est l'Amour lui-même, sa nature et ses attributs, et ensuite ses œuvres » (201 d-e).

Socrate affirme que Diotime, grâce à ses pouvoirs, a retardé de dix ans la survenue de la peste : si cette peste est celle d'Athènes, dont Périclès a été une des plus célèbres victimes, cela placerait le « dialogue » de Socrate avec Diotime à propos de l'amour vers environ - 440, époque à laquelle Socrate était jeune, ayant environ 30 ans – à savoir l'âge supposé d'Agathon lors du (non moins supposé) banquet. Face à Diotime, Socrate le jeune avait le même âge qu'Agathon face au vieux Socrate du *Banquet*. Socrate avoue que ses arguments étaient similaires à ceux employés par Agathon, ce qui confirme le rôle de « marionnette » que nous attribuons à Agathon, une marionnette de Socrate :

> « À peu de chose près, en effet, mon langage avec elle était une fidèle réplique de celui qu'avec moi tenait Agathon tout à l'heure : que l'Amour doit être un grand dieu et s'attacher à ce qui est beau » (201 e).

Entendons-nous : ce n'est pas seulement Socrate qui est en panne, c'est surtout sa méthode, celle de l'autonomie du signifiant.

Nous retenons l'équivalence reconnue par la plupart des commentateurs selon laquelle Agathon est à Socrate ce que Socrate est à Diotime[22] :

<u>Agathon</u> : <u>Socrate</u>
Socrate Diotime

Le point qui permet cette comparaison entre Socrate et Agathon concerne l'idée selon laquelle l'objet du désir ne peut être que la beauté. Cette affirmation, issue de la méthode Socrate-Agathon, ne résiste pourtant pas à la « méthode de

20. ROBIN, *Notice*, p. 76 : « C'est alors que Socrate, pour ne pas envenimer au cœur de son hôte cette cruelle blessure d'amour-propre, se suppose lui-même mis en quelque sorte à la question au lieu et place d'Agathon, par Diotime. »
21. *Le Transfert*, p. 144.
22. Notamment REALE G., *Eros, dèmone mediatore*, Milano, Rizzoli, 1997, p. 162-165.

Diotime » qui se place à l'extrême opposé de celle de Socrate. Si nous devons garder le parallèle évoqué entre Socrate et Agathon, nous constaterons que, alors qu'Agathon est resté dans l'aporie à laquelle le confronte la loi du signifiant, Socrate, grâce à Diotime, ira au-delà. Mais c'est un au-delà qui ne suit précisément plus lesdites lois, il s'agit d'un au-delà qui fait intervenir le mythe, la *doxa*, là où Socrate misait sur l'*épistémè* : il s'agit du mythe de la naissance d'Eros. Socrate, à différence d'Agathon, ne s'est pas arrêté à l'humiliation à laquelle le soumet son interlocutrice. On peut penser que Socrate, avec Diotime, est allé au-delà et qu'il ne s'est pas limité à reconnaître la contradiction, l'aporie, l'embarras, comme le fait Agathon : « Il est fort possible [...] que je n'aie rien entendu, Socrate, à ce dont je parlais à ce moment-là. » Nous sommes allé plus loin en supposant que cette « rectification » d'Agathon ne saurait être autre chose qu'une rectification de Socrate lui-même, ce qui veut dire que cette déclaration d'Agathon n'est pas à notre sens une vraie « rectification » pour lui, mais qu'elle traduit plutôt un « ne rien vouloir savoir » d'un quelconque dévoilement ou recherche de la vérité, comme l'indique la fin de l'échange avec Socrate où Agathon déclare forfait :

> « Moi, Socrate, repartit Agathon, je ne serais pas de taille à soutenir contre toi une controverse : n'insistons pas, et qu'il en soit comme tu dis ! » (201 c).

Il ne s'agit pas tant d'une rectification subjective chez Agathon, que d'un changement de ton de Socrate et du dialogue tout entier.

LE DISCOURS DE DIOTIME

Que dire à propos de Diotime ? Tout d'abord le fait que rien ne nous assure qu'elle ait jamais existé. Aussi bien Wilamowitz-Moellendorf[23] que R. G. Bury considèrent qu'elle est un personnage fictif[24]. Taylor, dans son ouvrage consacré à Platon, stipule par contre qu'elle était un personnage réel[25], sous prétexte qu'il n'est pas dans les habitudes de Platon d'introduire des personnages de fiction. Pour nous ce débat n'a aucune importance, à ceci près qu'il soulève une question : pourquoi Platon introduit-il Diotime, qu'elle soit fictive ou réelle ? Et, plus précisément, quelle est l'intention de Platon, si tant est qu'il y en ait une, de faire exister une femme là où il s'agit d'un banquet d'hommes ? Que voudrait-il que nous comprenions à tout cela ? Il y a un point cependant à ne pas négliger : Platon affirme que Diotime a retardé la peste de dix ans – cela nous indiquerait-il qu'elle ne peut être pas un personnage réel[26] ? Mais s'il en est ainsi, pourquoi ce

23. BRISSON L., « Introduction », *Le Banquet*, p. 28-29.
24. BURY R. G., The *Symposium*, Cambridge, Heffer, 1909, p. 39 : "*Diotima is a fictitious personage.*"
25. TAYLOR A. E., *Plato, The man and his work*, Londres, Methuen and Co., 1960, p. 224.
26. Selon une supposition de J.-C. Milner, qui considère d'ailleurs les « dix ans » ainsi que la référence à la peste comme une allusion homérique : les voyages d'Ulysse ont duré dix ans, de

détour ? On ne peut manquer de souligner également l'homophonie entre la ville d'origine de Diotime, Mantinée, et le mot « *mantis* » (le devin), de telle sorte que nous aurions le calembour que l'on peut traduire ainsi : « Diotime de Mantinée = Honorée de Zeus (originaire) de Divination-ville[27]. » Signalons au passage que dans le *Ménexène*, Platon prétend que Périclès aurait été disciple d'Aspasie et, plus précisément, que l'oraison funèbre de Périclès aurait été écrite par Aspasie. Aussi bien le plus grand philosophe d'Athènes (Socrate), que son plus grand orateur (Périclès) auraient été disciples de femmes : « Une prêtresse dans un cas, une courtisane dans l'autre[28]. » Nous adhérons à l'idée que Diotime (tout comme Aspasie) est une métaphore[29]. Mais de quoi sont-elles des métaphores ? Il n'y a qu'une femme, une étrangère (c'est bien le cas de Diotime et d'Aspasie), qui peut « bloquer » les « conséquences funestes » du choix des hommes athéniens : si Diotime a retardé de dix ans la peste d'Athènes, c'est qu'elle aurait retardé aussi de dix ans la guerre du Péloponnèse[30]. Le point commun entre les étrangères Aspasie et Diotime est Périclès : Diotime a retardé de dix ans la peste de 430 (la guerre de Périclès), Aspasie a écrit l'oraison funèbre de l'orateur.

J.-F. Mattéi fait une remarque intéressante : tous les mythes, chez Platon, sont confiés à une voix étrangère[31]. Peu importerait que le « mythe » d'Aristophane soit dit par un Athénien, comme le souligne Mattéi, ce qui compte c'est la manière dont le récit est structuré : le monologue plutôt que le dialogue, la narration plutôt que l'argumentation, l'image plus que le concept. La remarque de Mattéi concerne surtout le trait distinctif « étranger » : il faut un renversement, un étranger, un « - 1 », pour que le mythe puisse apporter un « plus » par rapport au *logos*, à la dialectique. D'autant que Diotime est doublement étrangère, du fait qu'elle est une femme[32]. Mais Socrate n'est-il pas le plus étranger des Athéniens, non seulement du fait de son « atopie » mais aussi et surtout du fait qu'il refuse l'exil et qu'il reste une sorte de « corps étranger » pour la cité ?

même que la guerre de Troie ; en ce qui concerne la peste, rappelons-nous du début de l'*Iliade* (Chant 1). Milner serait prêt à aller encore plus loin : Diotime est dans la position de la Muse au premier vers de l'*Iliade*, Socrate est dans la position du poète qui restitue ce que profère la Muse (communication personnelle). Signalons en passant que le chiffre homérique des « dix ans », revient par deux fois dans les *Lois*, à propos d'un personnage mythique, Épiménide, ce qui nous mettrait encore sur la piste de l'invention du personnage (*Lois* I, 642 d-e), voir à ce propos le commentaire de BRISSON, « Introduction », n° 4, p. 29. Quant au rapprochement entre Ulysse et Socrate, voir aussi STRAUSS, *Sur le Banquet*, p. 202.

27. BRISSON L., « Introduction », *Le Banquet*, note 2, p. 30.
28. BRISSON L., « Introduction », *Le Banquet*, p. 29.
29. VIDAL-NAQUET P., *La démocratie grecque vue d'ailleurs*, Champs-Flammarion, 1990, p. 105.
30. C'est tout au moins notre interprétation des propos tenus par VIDAL-NAQUET, *op. cit.*
31. *Le miroir du mythe*, p. 4-5.
32. Mentionnons au passage une hypothèse de J.-C. Milner : Diotime serait vierge. Si en tant que prêtresse, elle est obligée à la virginité, en tant que femme, elle est mise hors du jeu de toute cité (communication personnelle). La vierge est étrangère en tant que telle. De là le caractère paradoxal d'Athéna, souligné par N. Loraux. Voir aussi à ce propos l'ouvrage de SISSA G., *Le corps virginal*, Paris, Vrin, 1987.

Lors d'un court échange avec Eryximaque, juste avant de prendre la parole, Socrate s'identifie à Diotime en disant avoir prédit de manière « prophétique » – avoir été un devin (μαντικῶς) – que le beau discours d'Agathon allait le mettre dans l'embarras. Diotime apparaît précisément au moment où il est question de la nature de l'amour, mais aussi au moment où la méthode de Socrate rencontre un point d'achoppement :

> « Elle me réfutait précisément par ces raisons mêmes qui m'ont servi à l'égard d'Agathon : que, à s'en rapporter à mon propre langage, il devait n'être ni beau, ni bon » (201 e).

Son « propre langage » c'est sa méthode à lui, Socrate, méthode qui, semble-t-il, a aussi été utilisée par Diotime. En effet, si l'on en croit Socrate, non seulement il a employé, face à Diotime, les mêmes arguments qu'Agathon venait d'avancer auprès de lui mais, de plus, et nécessairement, Diotime avait utilisé avec lui la méthode que Socrate a déployée face à Agathon, puisqu'ils sont arrivés au même point d'achoppement : « Que dis-tu ? objectais-je à Diotime : L'Amour est-il donc laid et mauvais ? » À ceci près qu'elle arrête la dérive socratique, non moins incontrôlable que celle d'Agathon : « Pas de blasphème ! s'écriait-elle alors ; ou te figures-tu, par hasard, que ce qui ne serait pas beau doive être nécessairement laid ? – Bien sûr ! », répond Socrate, toujours selon sa méthode, qui peut se résumer par « ce qui n'est pas blanc est noir ».

Examinons ce paradoxe, faute de quoi, la substitution de Socrate par Diotime serait un serpent qui se mord la queue. En effet, si nous poussions jusqu'au bout l'équivalence selon la quelle « Socrate le vieux est à Agathon ce que Diotime est à Socrate le jeune », nous devrions reconnaître que Socrate n'a jamais été vraiment initié, puisqu'il est en panne face à Agathon ! Ou, sans doute, tout en ayant été initié, il ne peut s'empêcher de se mettre à la place du maître pour répéter les mêmes erreurs de jugement qu'il avait commis en tant que non-initié. Il ne prouve qu'il a été initié que parce qu'il fait amende honorable et reconnaît avoir eu comme maître quelqu'un d'autre : Diotime. Plus que jamais, l'embarras de l'interlocuteur de Socrate n'est rien d'autre que l'embarras de Socrate lui-même, à ceci près qu'il affirme s'être tiré de cette situation grâce à une autre : pas d'auto-analyse donc chez Socrate !

L'intermédiaire

Après avoir « rectifié » la méthode de Socrate (« Te figures-tu, par hasard, que ce qui ne serait pas beau doive être nécessairement laid ? »), Diotime continue son *élenkhos* face à lui, en évoquant les concepts de savoir et d'ignorance, ce qui nous renvoie sans doute à l'opposition « du vide et du plein », mais pour introduire autre chose, ce qu'elle appelle un « intermédiaire » :

> « Diotime. – Est-ce que, de même, ce qui n'est pas savant est ignorant ? Ou bien n'as-tu pas idée qu'entre science et ignorance il existe un intermédiaire ? (μεταξὺ).
> Socrate. – Et quel est-il ? » (202 a).

C'est à partir de cette question posée par Diotime que le style du *Banquet* change : dorénavant il ne s'agira plus de « dialogue » entre Socrate et Diotime, mais de la place que celle-ci prendra comme dépositaire d'un savoir. Avec la notion d'« intermédiaire », thème crucial chez Platon, on sort du système signifiant pour introduire autre chose qui va au-delà du système du « pair-impair » (« ce qui n'est pas noir est blanc ») et, par là même, au-delà de l'opposition entre l'avoir et le désir qui semblait, jusqu'à maintenant, cerner le mieux l'idée de l'amour. Nous avancions ailleurs que le système « pair et impair », le système du signifiant, le système binaire tel que Socrate l'exerce dans sa dialectique, est un « domaine clos sur son propre registre[33] ». Or, avec Diotime on quitte cette loi du signifiant pour passer à un autre domaine qui garde un rapport étroit avec le mythe, qui échappe à l'*épistémè* telle que Socrate la déploie dans son *élenkhos* avec Agathon.

En effet, nous avons déjà vu qu'il y avait une ambiguïté quand il s'agissait du nom « Eros », tantôt nom propre, tantôt nom commun, tantôt terme relatif introduit par le complément « de », tantôt terme équivoque, moyennant le génitif, où il signifie l'amour d'un objet ou la propre descendance. Cette équivoque est poussée jusqu'au bout par Lacan dans son commentaire, au point que, lorsqu'il commente cette partie du *Banquet*, il donne un exemple grammatical en français qui contient aussi implicitement une équivoque, avec la formule « un désir d'enfant » : cela peut signifier qu'on désire un enfant ou bien qu'un enfant désire. Cet exemple n'est pas sans rapport avec la définition d'éros telle qu'elle est présentée dans le *Banquet*. Eros « *éros* » (désire) le beau : donc il n'est pas beau, parce que le beau lui manque.

Mais cette explication « par le manque » diffère de l'explication de Diotime, car son « mythe » de la naissance d'Eros comme étant le produit de la conception entre un dieu – Poros, qu'on peut traduire par « ressource », celui qui a – et une mortelle, – Pénia, pauvreté, misère, celle qui n'a pas, – permet la coexistence du manque et de l'être. C'est parce que Pénia manque de tout qu'elle peut faire exister un être : éros. Son manque radical crée le manque mais aussi le désir qui peut le combler. Lacan profite de cette ouverture dans le dialogue, de ce changement de ton, pour démontrer qu'il y a bel et bien, avec l'abandon du système proprement socratique, un renversement de positions. En effet, si nous sommes habitués à que ce l'homme soit celui qui désire et la femme celle qui est désirée, nous voilà avec le mythe de la naissance d'Eros face à une aporie radicale : Pénia (qu'on nomme aussi *aporia*, celle qui n'a pas) est celle qui désire et c'est Poros,

33. *Le Transfert*, p. 144.

l'homme qui est désiré. Et Lacan d'ajouter : « Voilà les choses dites clairement, c'est le masculin le désirable, le féminin le désirant[34]. » Il s'agit peut-être du seul renversement qui vaille ou, pour le dire autrement, l'étalon des tous les renversements que ce séminaire propose, et qui se résument au passage de l'aimé à l'aimant, à savoir la métaphore de l'amour.

Reprenons le texte du *Banquet*, au moment où Diotime réplique à Socrate à propos de l'existence d'un « intermédiaire » :

> « Diotime. – Est-ce que, de même, ce qui n'est pas savant est ignorant ? Ou bien n'as-tu pas idée qu'entre science et ignorance il existe un intermédiaire ? (μεταξὺ).
> Socrate. – Et quel est-il ?
> Diotime. – Porter des jugements droits et sans être à même d'en donner justification, Τὸ ὀρθὰ δοξάζειν καὶ ἄνευ τοῦ ἔχειν λόγον δοῦναι » (202 a).

Donnons à cette réponse de Diotime toute la place qu'elle mérite, car il s'agit sans doute du vrai point tournant du *Banquet* : il se superpose à la remarque que nous venons de faire à propos de Pénia et de l'« activité » féminine. Il serait facile de réduire la question aux coordonnées platoniciennes connues et affirmer qu'il s'agit ici de donner une place à la *doxa*, s'affranchir de l'épistème, laisser la parole au mythe. Lacan attire notre attention et nous demande de bien nous apercevoir du paradoxe que cette phrase de Diotime implique. D'abord, il se permet de faire un rapprochement entre la phrase ἄνευ τοῦ ἔχειν λόγον δοῦναι et sa formule « aimer c'est donner ce qu'on n'a pas ». Mais ensuite, il prend des précautions et précise son extrapolation :

> « C'est exactement la formule ["aimer c'est donner ce qu'on n'a pas"], calquée à propos du discours. Il s'agit là de donner un discours, une explication valable, sans l'avoir[35]. »

Voici notre humble traduction de la phrase citée ci-dessus : « Sans avoir d'explication à donner (ou de raison à fournir). » Mais ne nous attardons pas sur la pertinence du rapprochement opéré par Lacan, interrogeons plutôt la légitimité de sa remarque : partons de l'idée qu'il veut poser les bases de sa conception de l'amour et, particulièrement, de ce qu'il nomme « les ressorts de l'amour ». En effet, Lacan, en voulant rendre compte d'un renversement qui est à la base de ce qu'il nomme « la métaphore de l'amour », place ce renversement précisément dans ce changement de rôles habituels : alors que selon Freud c'est la « *libido* » qui est masculine, et que le masculin a le rôle actif, Lacan signale que, bien au contraire, c'est Pénia, une femme, qu'est l'*érastès*. Pourquoi placer à cet endroit la dialectique de l'amour et de l'avoir si ce n'est dans le but de montrer qu'il y a bel et bien renversement ?

34. *Le Transfert*, p. 150.
35. *Le Transfert*, p. 150.

La formule que Lacan avait avancée quelques années auparavant trouve ici toute sa pertinence : « Aimer c'est donner ce qu'on n'a pas. » Cette formule qui peut passer pour poétique est, en réalité, d'une écrasante quotidienneté. Une femme, qui dit avoir eu une vie difficile, parle de sa fille en disant « Je veux lui donner tout ce que je n'ai jamais eu ». Voilà le désir dans sa dépendance au signifiant : cette femme désire pour sa fille *autre chose* que ce qu'elle *a*, désire justement ce qu'elle n'a jamais eu. Cela peut paraître paradoxal car, comment peut-on donner ce qu'on n'a pas ? Ce qu'on n'a jamais eu ? Mais on n'a pas besoin d'avoir pour donner et encore moins pour désirer, bien au contraire : moins on a eu, plus on désire, et plus on peut donner ce que l'on fait exister à la place du manque. C'est la leçon du *Banquet*. L'exemple que nous donnons ici ne nous semble pas choisi au hasard, compte tenu du fait que Diotime introduit, à la place du manque, le désir d'enfanter. Toute mère veut donner ce qu'elle n'a pas : elle « donne » parce qu'elle désire, et c'est parce qu'elle est frappée par ce manque qu'elle n'est pas « toute » pour l'enfant – elle s'adresse à l'enfant en tant que désirante de ce quelque chose qui lui manque. À son tour, on pourrait aussi affirmer que l'enfant n'est pas tout pour elle non plus, puisqu'il n'est pas sûr que l'enfant puisse la « remplir » complètement. Après tout, comment un objet du désir que nous ne connaissons pas encore peut-il répondre à ce que l'on désire ? C'est peut-être ce qui fait la différence entre la mère et la femme – avant qu'elle devienne éventuellement mère : elle peut tout donner (à l'homme), mais à condition d'être toute pour lui, un objet du désir de l'homme, un objet d'échange qui circule dans la voie du désir. Même la mère qui avoue que son enfant est « tout » pour elle, ne fait qu'avouer qu'elle-même n'est pas toute pour lui, puisqu'il lui manque son enfant pour la compléter.

Reprenons donc la formule de Lacan, car celui-ci considère que c'est de cela dont parle Diotime quand elle affirme qu'entre le savoir et l'ignorance il y a une position intermédiaire qui consiste à « porter des jugements droits et sans être à même d'en donner justification ». Jusqu'à maintenant le savant pouvait « remplir » l'ignorant : on comprenait ainsi l'essentiel du système pédérastique. Maintenant on n'aurait plus besoin de « remplir » le vide : on peut, sans avoir de connaissances, « porter des jugements droits ».

Nous devons ainsi nous émanciper de l'idée selon laquelle c'est celui qui sait qui remplit l'ignorant, tout comme nous devons relativiser l'idée reçue selon laquelle l'homme est actif et la femme passive. Il ne s'agit plus de la dialectique de l'avoir et de la possession comme élément nécessaire à la notion d'amour et de transmission : que veut dire « aimer c'est donner ce que l'on n'a pas » sinon le fait que, concernant l'amour, on doit se situer par rapport à l'être et non pas par rapport à l'avoir, la possession ? Quelle que soit la pertinence du rapprochement fait par Lacan entre *ortho-doxa* et sa formulation sur l'amour et l'avoir, nous entrevoyons sa démarche qui est celle de situer l'amour comme une production de l'être, de l'être qui s'affranchit de la possession, et qui « donne » dans l'amour plus que ce qu'il *est* et plus que ce qu'il voudrait donner.

LE MYTHE DE LA NAISSANCE D'EROS

Inutile de raconter le mythe de la naissance d'Eros, tant il est connu : rappelons seulement le caractère « paradoxal » qui implique que ce soit la femme qui désire, qui a le rôle de l'amant, qui a la part active dans la conception d'Eros. Ce n'est certainement pas un détail négligeable, surtout si l'on songe au fait qu'elle est engrossée non seulement par un homme, mais surtout par un dieu. Ajoutons à cela que c'est d'un désir d'enfantement que nous parle Diotime au moment de dévoiler à Socrate la nature de l'amour.

De plus, comme chacun le sait, Diotime conteste la conception des *hoi polloi*, des Agathon, selon laquelle Eros est beau : pourtant elle affirme, comme les *hoi polloi*, que l'amour est un désir du beau – ce en quoi, sur ce point du moins, elle n'est pas très originale. Eros est amour (désir) de ce qui est beau (204 d), c'est bien le propos de Socrate, que Diotime reprend dans son discours. Ces différentes propositions, nous les trouvons formulées à plusieurs reprises dans le dialogue ; il serait laborieux de les reprendre une à une, mais citons Luc Brisson qui déplie cet ensemble de propos ainsi :

> « 204 d 3-7 : le désir (*éros*) pour les belles choses (*kala*) est le désir de les posséder.
>
> 204 d 8 – e 4 : le désir (*éros*) pour les bonnes choses (*agatha*) est le désir de les posséder.
>
> 204 e 5-205 a 4 : posséder les bonnes choses (*agatha*), c'est être heureux (*eudaimon*).
>
> 205 a 5-8 : tous les hommes désirent nécessairement être heureux.
>
> 205 a 5-8 : ce désir universel est *éros*.
>
> 205 d 1-206 a 8 : tout *éros* est désir de posséder ce qui est bon (*agathon*).
>
> 206 a 9-13 : et il s'agit là d'un désir de possession perpétuelle. »

Quant au désir de possession perpétuelle du beau, c'est comme si, après-coup, Diotime répondait à l'objection faite par Socrate à Agathon, selon laquelle le riche désire être riche, aporie qui démontrerait que nous ne désirons pas ce qui nous manque, puisque le riche ne manque pas de richesse. La solution fournie est que le riche désire être « perpétuellement » riche. Mais peut-on imaginer une possession perpétuelle ? N'est-ce pas une contradiction si l'on pense que le désir s'éteint à peine satisfait ? Le caractère perpétuel vise plus l'immortalité que la possession, il vise plus l'être que l'avoir. Mais n'est-ce pas l'être du sujet qui désire la possession de l'autre, sous-entendant que cette possession n'est autre chose que son propre être à lui ? N'est-ce pas cela qui caractérise la nature de l'érastès ? Nous l'avons déjà suggéré : c'est l'introduction de Pénia qui marque un tournant dans *Le Banquet*. Une question donc s'impose : quand elle vole la pénétration à Poros, vise-t-elle la possession ou manifeste-t-elle par là un manque à être qui ne saurait se contenter de la possession d'un objet ?

Anagrammes

Revenons à Pénia. Par un habile jeu d'analyses, J.-C. Milner décèle dans *pornos* (débauché) une sorte d'anagramme qui combine Poros et Pénia. Inversement, selon lui, Eros reprend la voyelle « e » qui manque à Poros et la consonne « r » qui manque à Pénia, mais ne reprend pas la consonne « p » qui leur est commune. On peut même ajouter, toujours selon Milner, que la voyelle « a » qui manque à Poros nous la trouvons dans « *erôs = eraos* » (voir le verbe *erân*). On pourrait dans le premier cas parler d'un anagramme par conjonction et dans le deuxième cas d'anagramme par disjonction. En quoi cette construction nous éclaire-t-elle ? L'idée est que si l'on prend ce qui se trouve dans l'un et/ou dans l'autre, on trouve la licence sexuelle (pornos = mélange de moyens, Poros, et de misère, Pénia). L'*éros* naît de ce qui manque à l'un et à l'autre[36]. Mais pourquoi Pénia désire-t-elle ? Est-ce à la pauvreté de désirer ? Pourquoi Pénia est-elle pauvre ?

Là où était Pénia, le riche doit advenir

En effet, si l'on part de l'accouplement entre Poros (ressource) et Pénia (pauvreté) et si, comme le suggère Strauss, le personnage de Pénia est inspiré par la pièce d'Aristophane (*Ploutos*[37]), pourquoi Platon n'imiterait-il pas Aristophane en faisant naître Eros du couple de Ploutos et de Pénia ? La racine « πλουτ- » figure à sept reprises dans *Le Banquet*. Qui plus est, Ploutos, la richesse, est évoqué dans l'*élenkhos* entre Socrate et Agathon, concernant un point très précis que nous venons de rappeler. Il s'agit d'une part de la rectification opérée sur Agathon, où celui-ci s'aperçoit que ce qui n'est pas beau n'est pas forcément laid, mais, d'autre part et surtout, il s'agit de l'introduction du manque au cœur même du désir. Souvenons-nous du passage déjà commenté où Socrate se débrouille pour arguer que si l'on désire, on ne peut que désirer ce dont on manque : comment résoudre l'apparente contradiction selon laquelle celui qui est en pleine santé désire la santé ? Et, plus précisément, comment comprendre qu'un riche désire être riche ? Si je suis en bonne santé, je désire toujours l'être, et je ferais de même quant à la richesse : ἐγὼ ὑγιαίνων βούλομαι καὶ ὑγιαίνειν, καὶ πλουτῶν βούλομαι καὶ πλουτεῖν (200 c). Socrate formule donc à peu près ceci : « Ton désir ne peut tomber que sur l'avenir[38]. » Celui qui est riche mesure son désir en fonction d'une éventuelle pauvreté, tout comme Ploutos d'Aristophane, dieu de la richesse, déambule avec l'aspect d'un clochard. Mais ce paradoxe que nous

36. Milner J.-C. (communication personnelle).
37. *Sur le Banquet*, p. 223.
38. Le manque aurait une incidence aussi bien sur le présent (synchronie) que sur l'avenir (diachronie).

rencontrons dans le personnage Ploutos ne ressemble-t-il pas à la description d'Eros donnée par Diotime ? Diotime affirme que « tantôt, dans la même journée, il est en pleine fleur et bien vivant, tantôt il meurt ; puis il revit de nouveau. [...] *Sans cesse pourtant s'écoule entre ses doigts le profit de ces expédients* ; si bien que jamais Amour n'est ni dans le dénûment, ni dans l'opulence ὥστε οὔτε ἀπορεῖ Ἔρως ποτὲ οὔτε πλουτεῖ » (203 e 5, nous soulignons).

Comme nous l'avons indiqué, Léo Strauss stipule que le personnage Pénia du *Banquet* provient du personnage homonyme d'une comédie d'Aristophane. En effet, dans *Ploutos*, la pièce d'Aristophane où Ploutos, dieu de la richesse, est très pauvre et aveugle, on rencontre également Pénia, la pauvreté, qui énonce que c'est grâce à elle que l'on travaille et qu'on devient riche. Strauss considère que cette affirmation de Pénia est « raisonnable », car on peut concevoir qu'une certaine pauvreté est à la base de tout désir de richesse, de même qu'un manque est à la base de tout désir. Un des personnages principaux de la pièce, Chrémyle, rejette la proposition raisonnable de Pénia, proposition qui ressemble au « discours juste » que l'on rencontre dans la comédie *Les Nuées*. Strauss se demande « qu'est-ce qui rend déraisonnable la raison ? », ce qui sous-entend qu'il y aurait une raison, celle de Pénia, et donc un discours supposé être raisonnable, sensé, dans cette pièce d'Aristophane. Strauss poursuit : « Le point fort [de l'argumentation de Pénia] est que la richesse vient du travail humain. » En effet, comme le dit le personnage : « La vie de mendiant dont tu parles consiste à vivre sans rien avoir ; celle du pauvre, à vivre en épargnant et en s'appliquant à ses travaux » (*Ploutos*, v. 550-554). « Cependant, poursuit Strauss, cette vérité est contredite par la prémisse fondamentale de la pièce [qui suppose que] la richesse est un dieu dont la simple présence à côté d'un homme fait de lui un homme riche[39] », autrement dit, il existe un dieu, Ploutos, « qui n'a pas besoin de Pénia comme sa base ». Et qu'elle est cette base ? Celle selon laquelle c'est par le travail qu'on devient riche ou, ce qui revient au même, celle qui affirme qu'il faut être pauvre afin de pouvoir désirer/travailler et devenir ainsi riche. Strauss termine son propos ainsi : « De sorte que le rétablissement de son état premier [la richesse] coïncide avec la complète disparition de Pénia[40] » et, peut-on ajouter, inversement : il faut la présence à un moment donné de cette dernière pour devenir riche[41]. Ainsi, la « prémisse fondamentale de la pièce » (à savoir que la simple présence du dieu Ploutos suffit pour devenir riche) va à l'encontre cette vérité : il n'y a qu'en étant pauvre que l'on devient riche. On pourrait ainsi préciser, cela nous rendrait service, que de même que l'on ne devient pas savant « par contact », comme le pense Agathon au début du

39. STRAUSS L., *Socrate et Aristophane*, Éditions de l'Éclat, 1993, p. 376.
40. *Socrate et Aristophane*, p. 367.
41. « Chez l'amoureux il y a à la fois la richesse et la pauvreté [...] la pauvreté [est] la racine des deux », *Sur le Banquet*, p. 258.

Banquet (la simple présence de Socrate n'est pas suffisante), de même, on ne saurait devenir riche par la simple présence de Ploutos : raisonnablement donc, on ne peut que rejeter la « prémisse fondamentale » de la pièce.

La prémisse « raisonnable » de Pénia, qui veut que c'est par la pauvreté qu'on désire devenir riche, participe donc d'une sorte de *feed-back*, comme on a pu le formuler dans la théorie de l'information : il faut la pauvreté (Pénia) pour désirer et pour travailler et devenir riche mais, dès que l'on devient riche, on tombe dans la pauvreté à nouveau car on dilapide la fortune, comme le montre l'exemple de Ploutos, dieu de la richesse, qui déambule comme un clochard. Quitte à nous répéter : la prémisse fondamentale de *Ploutos*, prémisse déraisonnable, est que l'on peut devenir riche par la seule présence du dieu. Cette prémisse méconnaît le bon sens, celui qui énonce qu'« il faut travailler pour être riche » (donc qu'il faut avant être pauvre). De plus, la prémisse fondamentale (erronée) de la pièce, s'impose au prix de méconnaître une évidence : même Ploutos, dieu de la richesse, doit être pauvre pour devenir riche. C'est la raison pour laquelle Pénia est le pendant nécessaire et non contingent de Ploutos. Le parallèle nous paraît évident : Eros n'est pas beau du moment qu'il cherche le beau, Ploutos est pauvre du moment qu'il désire la richesse. Pénia recèle une vérité : il faut être pauvre pour devenir riche, inversement, quand on est riche, on est pas à l'abri de l'indigence, bien au contraire, cette dernière devient le passage obligé en raison de la dilapidation de la fortune. Strauss précise que la thèse raisonnable de Pénia est rendue manifestement absurde par la simple existence de Ploutos ; on pourrait également affirmer le contraire : la thèse de Pénia (il faut être pauvre pour devenir riche) est confirmée par l'existence de Ploutos – il est pauvre, faisant ainsi exister la richesse et, réciproquement, c'est la richesse qui l'épuise, en le condamnant à la pauvreté, à cause des hommes « injustes[42] ».

Résumons le possible parallèle entre le personnage Ploutos d'Aristophane et l'Eros de Platon, parallèle que nous reconnaissons être entièrement de notre cru et non pas un exercice auquel Platon se serait livré intentionnellement :

1. Eros ne peut être beau, du moment qu'il cherche le beau (201 b).

2. Eros naît et meurt plusieurs fois dans la même journée : car quand il est satisfait, il s'éteint.

3. Quand Ploutos rend riche quelqu'un d'injuste, puisqu'il est aveugle, le bénéficiaire dilapide ses biens, de telle sorte que Ploutos, la richesse, devient pauvre[43], tout comme Eros meurt une fois satisfait.

42. Ploutos est aveugle, à cause du châtiment infligé par Zeus, jaloux de sa puissance : comme il est aveugle, il fait devenir riche aussi bien les bons gens que les méchants, ce sont ces derniers qui profitent de lui et le laissent dans la misère, d'où sa pauvreté. Mais à nos yeux ce n'est pas si simple. Le châtiment de Zeus est nécessaire et non contingent : nous sommes tous châtiés par Zeus, comme le prouve le mythe d'Aristophane – l'Aristophane du *Banquet*.

43. MILANEZI S., « Introduction », *Ploutos*, Les Belles Lettres, p. 13.

4. La nature d'Eros est identique, sur ce point, à la nature de Ploutos : après tout, Platon ne dit-il pas que l'aimant est aveugle[44] ?

5. Ploutos, parce qu'il est le dieu de la richesse, est pauvre, de même qu'Eros, le dieu de l'Amour, est en manque (il dort à la belle étoile, est affamé, etc.).

6. Le modèle de la Pénia platonicienne est son homonyme aristophanesque, mais le modèle d'Eros est Ploutos.

La phrase que nous soulignions plus haut et qui définit Eros (« Sans cesse pourtant s'écoule entre ses doigts le profits de ces expédients ») nous semble le point pivot autour duquel Eros devient un intermédiaire. Ploutos, tout comme Eros, serait un démon.

La Tromperie et le manque

Reprenons notre raisonnement sur le rôle de Pénia : le rapport Pénia/Eros/Poros contient, déplié, le rapport Pénia/Ploutos de la pièce d'Aristophane. Nous ne pensons pas qu'il s'agisse nécessairement d'un art d'écrire intentionnel de Platon : c'est un rapprochement que nous avançons. La ressemblance Eros/Ploutos peut s'énoncer ainsi : « Quand on est riche, on est pauvre. » Dans *Le Banquet*, on lit d'abord qu'Eros, à cause de sa mère, est toujours pauvre et qu'il est à l'affût de tout ce qui est beau et de ce qui est bon : de ce fait, il n'est ni délicat ni beau [203 c]) – il serait donc laid, comme sa mère. Mais la fin de la phrase dit *hoi polloi*, ce qui ne peut avoir qu'une connotation négative chez Platon[45]. Autrement dit, contrairement à ce qui pensent « les gens », Eros n'est pas beau, mais cela veut-il dire qu'il est laid ? La question ne peut être négligée, si l'on pense que cette affirmation, connotée négativement, englobe les propos d'Agathon et, par là-même, la méthode d'Agathon-Socrate : ce qui n'est pas beau doit-il nécessairement être laid ? La « thèse » de Diotime dit précisément le contraire : si Eros est un démon c'est surtout parce que sa nature échappe à l'*épistémè* « humaine », si l'on peut s'exprimer ainsi. Eros est un « intermédiaire », il n'est ni l'un ni l'autre ou, ce qui revient au même, il est les deux choses à la fois. Mais cet intermédiaire ne suppose aucune « négativité », il n'est pas un terme négatif, mais une notion positive[46].

Diotime nous dit également qu'Eros ne cesse de tramer des ruses pour parvenir à ses fins Κατὰ δὲ αὖ τὸν πατέρα ἐπίβουλός ἐστι τοῖς καλοῖς καὶ τοῖς ἀγαθοῖς (203 d), comme son père. Poros est rusé, et cela à cause de sa mère, Métis. Poros est rusé, mais il ne peut éviter d'être trompé par Pénia. Ainsi, dans *Le Banquet*, il est dit que Pénia leurre en raison de son manque-à-être et pour avoir un enfant de Poros : Ἡ οὖν Πενία ἐπιβουλεύουσα διὰ τὴν αὑτῆς ἀπορίαν παιδίον ποιήσασθαι

44. *Les Lois*, 731 e.

45. Brisson, *Le Banquet*, note 399, p. 210.

46. Souilhé J., *La notion platonicienne d'Intermédiaire dans la philosophie des dialogues*, Paris, Alcan, 1919, p. 55.

ἐκ τοῦ Πόρου (203 b). Pénia trompe Poros parce qu'elle veut devenir mère, parce qu'elle ne veut pas rester vierge. Son manque est tel qu'elle est encore plus rusée que Poros. Pour reprendre notre raisonnement préalable sur Ploutos, on peut penser qu'elle trompe Poros de la même manière que les « Injustes » trompent Ploutos, parce que celui-ci est aveugle. Poros aussi est « aveugle » dans une certaine mesure, il ne sait pas ce qu'il fait : en la rendant « riche », « remplie », il ne voit pas la laideur de Pénia, parce qu'il dort, il la « ressource » sans savoir qui en est le bénéficiaire. Et c'est précisément dans la pièce d'Aristophane que Pénia s'oppose violemment à l'entreprise de Chrémyle, qui veut rendre la vue à Ploutos. La pauvreté et le manque obligent à tromper, la littérature espagnole picaresque exploite assez bien le sujet : on est obligé de tromper le puissant. Mais la leçon du *Banquet*, si l'on suit la lecture faite par Lacan, ne dit-elle pas plutôt le contraire, à savoir que c'est celui qui désire (et qui manque) qui se leurre sur l'objet de son désir ? Le beau n'apparaît que comme un mirage fondamental de l'être, être caractérisé par son manque : le bien-aimé n'est pas cet objet qui pourrait combler le manque chez l'*érastès*.

LE DÉMON INTERMÉDIAIRE : PÉNIA ET ALCESTE *REDIVIVA*

Eros est un démon. Que savons-nous sur les démons dans l'antiquité grecque ? Comme l'indique Hild, dans un ouvrage ancien mais capital[47], c'est dans la pièce *Alceste* qu'Euripide parle d'Alceste comme d'un démon Αὕτα ποτὲ προύθαν' ἀνδρός, νῦν δ' ἔστι μάκαιρα δαίμων[48]. Il indique également la possibilité de l'existence de « démons mortels » (*daimôn thnetos*) chez les Grecs. Qu'est-ce que cela devrait nous inspirer ? Nous avons pu affirmer, dans notre premier chapitre, qu'Alceste était l'anti-exemple de la métaphore de l'amour. Nous avons même écrit qu'elle mourait en tant qu'aimée, qu'aucun changement subjectif ne s'accomplissait en elle et qu'elle faisait un vrai passage l'acte en mourant à la place d'Admète, à l'instar de la « jeune homosexuelle », patiente de Freud. Autrement dit, il faut être habité par un démon pour agir de la sorte, être plus qu'un aimant, et même sortir du couple habituel de l'aimé et de l'aimant. Pour Alceste, il s'agit d'autre chose. Strauss stipule que Pénia n'est pas humaine, qu'elle est à moitié divine, qu'elle est un démon[49]. Tout comme dans le cas d'Alceste, Pénia serait un démon. Ainsi, il faut outrepasser en quelque sorte la dialectique de l'*érôménos* et l'*érastès* pour qu'il puisse y avoir renversement, création de l'amour comme tel (Eros). Il paraît clair que le mythe de la naissance d'Eros nous montre un cas d'exception, une

47. HILD Joseph-Antoine, *Étude sur les démons dans la littérature et la religion des Grecs*, Paris, Hachette, 1881, p. 199.
48. EURIPIDE, *Alceste*, v. 1022-1023.
49. *Sur Le Banquet*, p. 223-225.

conjonction entre deux êtres qui ne cachent pas leur nature divine. Mais il est signifié aussi que l'amour est, par définition, divin.

Nous nous rapprochons ainsi d'une version exceptionnelle de l'amour et, par là-même, de ce que l'amour a d'exceptionnel. Il est exceptionnel parce qu'il opère un renversement, une création inédite chaque fois qu'il y a amour, c'est-à-dire chaque fois qu'un *érôménos* devient *érastès*. C'est ainsi qu'il n'y a que Pénia qui compte. Mais pour quelle raison ? Revenons à Strauss, puisqu'il nous sert aussi de guide dans notre recherche : il évoque la Pénia de *Ploutos*, en faisant l'hypothèse qu'elle sert de modèle à la Pénia du *Banquet*, et que ce serait là le véritable hommage que Platon rend à l'auteur comique. Pourquoi nous intéresse-t-elle ? Pénia ne serait pas la pauvreté absolue, sans ressources, c'est pourquoi son rôle est fondamental : elle est la part active, sans qui il n'y aurait jamais eu d'Eros. En même temps elle est loin de respecter les lois, son passage à l'acte n'est pas un mariage où l'on simule un rapt : elle rentre par effraction dans une sorte de « rapt inversé[50] ». Lacan le souligne sans ambiguïté : « La féminine Aporia, c'est l'*érastès*, la désirante originelle dans sa position véritablement féminine [...] elle n'a rien d'*érôménos*[51]. » Dans la mesure où Eros hérite d'elle ses traits les plus décisifs (un désir indestructible, désirant toujours et encore, manquant de choses mais remplie d'ambition), il doit tout à sa mère. Si Pénia, comme Alceste, est un démon, alors nous pouvons isoler l'axe suivant : Alceste-Pénia. Mais ne faudrait-il pas ajouter aussi Diotime, femme et étrangère ? Comme le rappelle Krüger[52], dans le *Phèdre*, il est dit que c'est le propre d'Eros d'enseigner la « *techné* érotique » (257 a), l'initiation aux mystères de l'érotique : Diotime serait ainsi elle aussi l'Eros incarné, soit un démon. Par ailleurs, si Diotime a retardé la peste de dix ans, ce sur quoi Lacan aussi attire notre attention, c'est que, comme l'affirme Krüger, elle a, de même que Pénia, une supériorité surhumaine, elle est soit un dieu, soit un démon[53].

Nous étudierons dans le prochain chapitre l'importance de la notion d'*agalma*, mais notons que dans un article de René Vallois sur l'*agalma*, écrit à partir de traces archéologiques, on découvre que celui-ci pouvait être corrélé au phallus, aux Silènes et au *daimon*[54]. En un certain sens, c'est le démon, à moitié divin, qui ne craint pas la castration, qui ne mesure pas les risques, qui

---

50. En lisant Fustel de Coulanges, on constate que l'hymne « hyménée » était chanté avant que « la jeune fille » à peine mariée ne rentre dans sa nouvelle maison mais, détail important (assez connu), elle « n'entre pas d'elle-même dans sa nouvelle demeure », c'est son mari qui l'y introduit tout en simulant un rapt. L'auteur explique ceci par le fait que la jeune fille « n'a aucun droit » (Fustel De Coulanges, *La cité Antique*, Flammarion, 1984, p. 77). Elle est « étrangère », entre guillemets, et ce n'est que par le biais du mari qu'elle peut être intégrée à la cité. On voit la différence avec Pénia qui « vole » le fils à son mari, en dehors des lois de la cité.
51. *Le Transfert*, p. 160.
52. *Ragione e Passione*, p. 142.
53. *Ragione e Passione*, p. 142.
54. Vallois R., « L'agalma des Dionysies de Delos », *Bulletin de correspondance hellénique*, vol. 46, 1922, p. 96.

s'empare de cette aura qu'on peut appeler « *agalma* » et qui déclenche l'amour. On sait que Socrate sera comparé à un Silène, statue qui contiendrait, malgré sa laideur, une puissance divine à l'intérieur. Les personnages affectés par ce désir indestructible seraient donc Pénia et Alceste, mais aussi Socrate, avec cette pseudo-pauvreté formulée par Lacan dans son séminaire, formule sur laquelle nous reviendrons : « Plus il désire, plus il devient lui-même désirable[55] », qui donc ? le démon, Socrate, mais aussi l'analyste.

Action du démon

Quelle est donc la fonction de ce démon ? Il est intéressant de comparer les différentes traductions françaises d'une même phrase grecque : ἐν μέσῳ δὲ ὂν ἀμφοτέρων συμπληροῖ, ὥστε τὸ πᾶν αὐτὸ αὑτῷ συνδεδέσθαι (202 e). En effet, puisqu'il s'agit de la fonction d'*éros*, il ne nous semble pas négligeable de saisir toute sa portée : comment agit-il ? Comment parvient-il à accomplir son désir ? Voici les différentes versions : « Les démons entretiennent l'harmonie de ces deux sphères : ils sont le lien qui unit le grand tout », écrit V. Cousin ; « Puisqu'il est à mi-distance des uns et des autres, [ils permettent] de combler le vide », écrit Robin ; « Il contribue à remplir l'intervalle, pour faire en sorte que chaque partie soit liée aux autres dans l'univers », traduit Brisson. Qu'est-ce qui permettrait à V. Cousin de parler d'harmonie et des sphères alors que ces termes ne sont pas évoqués dans le texte grec ? L'harmonie comme telle, proposée par Eryximaque, avait déjà été réfutée par Aristophane et ses « bruits corporels ». Ensuite, c'est déjà trop harmoniser l'harmonie que d'introduire la notion de sphère, même si la traduction l'emploie au sens figuré. Quant à la traduction de Robin, elle serait exacte, si ce n'est qu'il introduit le mot « vide » là où il n'y est pas : puisque nous avons donné une certaine importance à la paire « vide/plein », cela nous paraît un forçage que d'introduire le contraire du « plein » (συμπληροῖ), alors qu'il n'est pas mentionné dans le texte. Brisson traduit « remplir l'intervalle », ce qui approche le plus, nous semble-t-il, le texte original puisqu'il est question de la « distance » qui sépare les dieux des hommes. L'intermédiaire (μεταξύ) remplit l'intervalle. Fort bien. Mais la traduction de Robin, même inexacte sur un point (le mot « vide » n'apparaît pas), a des chances d'être vraie pour la paire signifiante évoquée à l'instant : s'il s'agit de remplir (συμπληροῖ) et si ce remplissage fait partie de la définition de l'amour, pourquoi ne pas évoquer son contraire hydraulique, à savoir le vide ? Pour le dire d'un mot : si l'intermédiaire remplit l'intervalle, c'est parce qu'il est autre chose que la dialectique du plein et du vide.

55. *Le transfert*, p. 158.

« Il faut ajouter que par nature il n'est ni immortel ni mortel »

Donc, il s'agit de tout autre chose que de la dialectique du plein et du vide. Diotime définit ainsi un « degré particulier de l'être[56] », qui se trouve être un intermédiaire entre les dieux et les mortels. Que penser de cette conception d'un Δαίμων μέγας ? Elle ne se trouve nullement chez Homère, pour qui il n'y a que les dieux qui participent à la puissance démonique. Par contre, la notion d'être intermédiaire se trouve bel et bien chez Hésiode : « Ce qui appartient en propre à Hésiode c'est d'avoir appelé Démons des êtres intermédiaires entre les dieux et les hommes[57]. »

Lacan a naturellement son mot à dire sur cette notion d'intermédiaire : elle lui semble bel et bien nécessaire, notamment pour la différentier d'une quelconque « négativité ». Il se peut, en effet, que l'intermédiaire dont il est question soit un « ni… ni ». À première vue, cette construction grammaticale, logique, paraît faite pour exprimer une négativité, de même que n'importe quel mot qui commence par le « a » ou le « in » privatif, par exemple : le mot inconscient. On connaît bien la position de Lacan à propos du mot « inconscient[58] » : il ne lui semble pas aller de soi, en raison, précisément, du fait d'être un mot privatif.

Quant à la notion d'intermédiaire, Lacan soutient ceci :

> « Nous ne saurions nous contenter d'une définition aussi abstraite, voire négative, de l'intermédiaire. C'est ici que notre locutrice fait intervenir la notion du démonique, comme intermédiaire entre les immortels et les mortels, entre les dieux et les hommes. Notion ici essentielle à évoquer, en ce qu'elle confirme ce que je vous ai dit que nous devions penser de ce que sont les dieux, à savoir qu'ils appartiennent au champ du réel. Les dieux existent, leur existence n'est point ici contestée[59]. »

Autrement dit, l'intermédiaire en tant que démon est une manifestation du réel et non une simple négativité, comme c'était le cas lors du discours d'Agathon. Au risque de nous répéter : il est une positivité et, de ce fait, il ne peut être totalement pris dans le système symbolique car il est irréductible au langage. Tôt ou tard, nous sommes sûr qu'il va se manifester aux hommes, aussi bien pendant leur éveil que pendant leur sommeil (*Banquet*, 203 a[60]).

Diotime formule deux propositions en principe contradictoires : d'une part, les dieux ne se mélangent pas avec les hommes et, d'autre part, Pénia, une

56. *Ragione e Passione*, p. 148.
57. Daremberg, Saglio, *Dictionnaire des Antiquités Grecques et Romaines*, p. 10.
58. Lacan J., *Télévision*, *Autres écrits*, *op. cit.*
59. *Le Transfert*, p. 151.
60. La remarque faite par Lacan à propos de la traduction de θεοῖς πρὸς ἀνθρώπους est intéressante. On traduit par la communication faite « des dieux aux hommes », alors que le datif θεοῖς pourrait faire penser qu'il faudrait traduire par « aux dieux ». Cela aurait son importance, si l'on pense que celui qui est possédé par l'amour atteint une dignité divine : c'est aussi ce qu'insinue un Strauss, lorsqu'il considère que Pénia est de nature divine voire démoniaque.

mortelle, se fait faire un enfant par un dieu. C'est sans doute cette contradiction qui autorise Strauss à avancer son hypothèse sur la nature démonique de Pénia, même s'il ne le spécifie pas : puisque les dieux et les hommes ne se mêlent pas, Pénia ne peut être une mortelle – elle est donc un démon. L'intermédiaire, quant à lui, se manifeste comme du réel, à l'instar de Pénia, qui fait irruption dans le banquet des dieux, un peu comme Diotime, mais aussi comme Alcibiade.

Eros et le savoir : le secret de Pénia

Maintenant faisons le point quant au savoir : pour Diotime, Eros est-il dans l'ignorance ou dans la sagesse ? Il est intéressant de remarquer que pour elle, Eros est aussi un intermédiaire entre la sagesse et l'ignorance : quant au savoir, il est clair qu'il n'est pas un dieu, car aucun dieu ne veut savoir – il sait déjà (201 a). Mais il n'est pas non plus dans l'ignorance pure et simple, car un ignorant ne veut rien savoir, même et surtout parce qu'il ignore qu'il est ignorant (201 a). Que dire sur ce statut intermédiaire entre l'ignorance et le savoir, termes dont il est question dès le début du dialogue ? Il est dit que le savoir ne se transmet pas du plein au vide, il faut donc penser à une autre manière de transmission, car la pédérastie ne saurait en être le dernier mot.

Nous devons à nouveau tourner notre attention vers Pénia : ce n'est pas pour rien qu'un des centres gravitationnels du dialogue tourne autour du mythe raconté par Diotime et, selon nous, sur le personnage de Pénia, sorte d'Alceste *rediviva*. Autant dire que le centre gravitationnel du *Banquet* est Pénia, personnage qui nous rappellera Alceste, qui se substitue à Admète. Admète est aussi lâche que Poros, mais leur présence est nécessaire. Voici donc le secret de Pénia : elle manque (« vide »), mais elle sait (« plein ») qu'elle manque et qu'elle est pauvre. Elle dévoile l'essentiel de la pauvreté qui est non pas de ne rien avoir, mais de ne rien être. Son statut est paradoxal et elle ne peut être qu'un démon : elle manque, mais elle sait qu'elle manque. Pour le dire autrement : elle ne sait rien, sauf le fait qu'elle manque de tout. Elle ne sait rien, sauf le fait que, par son manque essentiel, par sa pauvreté, elle est la plus à même de personnifier ce qui est du ressort de l'amour. On peut dire que jusqu'à son apparition, nous n'avons que des élucubrations « théoriques » sur le manque. Socrate ne peut faire qu'une élaboration intellectuelle sur le manque impliqué dans l'amour ou bien évoquer sa rencontre avec Diotime. Pénia, par contre, sait non seulement qu'elle n'a rien, mais aussi et surtout qu'elle n'est rien.

À partir de quand devient-on un *érastès* ?

Nous soulevons cette question parce qu'elle nous semble être aux fondements du dialogue et parce qu'elle serait en rapport avec ce que Lacan appelle

« les ressorts de l'amour ». Socrate fréquente Diotime surtout parce qu'il est intrigué par son savoir : permettons-nous une telle hypothèse. Diotime est censée l'initier aux mystères de l'amour, mais il n'est pas sûr que dans ce que le texte rapporte de leurs échanges, on puisse supposer que Socrate ait été, à quelque titre que ce soit, son *érôménos*. Le texte est plutôt explicite quant au rôle d'*érastès* que Socrate aurait envers les *érôménos*. Il est un *érastès*. Il l'est même à l'égard de Diotime, dans la mesure où on ne peut exclure un désir sexuel qui se mélange avec un désir de savoir. Mais Socrate se reconnaît désirant, désir qui concerne plus un savoir qu'un désir sexuel : « Si je le savais [...] je ne te fréquenterais pas pour m'instruire » avouera Socrate à Diotime. C'est dans cette école que Socrate apprend à devenir un érastès mais nullement à travers une supposé contact sexuel[61]. Loin de là, Diotime est une sorte d'« enveloppe vide », chez qui « la place du non-savoir est centrale[62] ».

La fonction de Diotime dans *Le Banquet*, plus que celle de Socrate, « est proprement la production "en réserve" de la structure du seul savoir opportun[63] », c'est la raison pour laquelle le dialogue rapporté par Socrate témoigne de plusieurs rencontres et que, de manière récurrente, Diotime demande à son interlocuteur s'il est capable d'entendre ce qu'il va entendre. Dans une certaine mesure, Diotime pourrait être aussi l'antécédent historique du psychanalyste, bien plus que Socrate.

LE DÉSIR DE SOCRATE

Reprenons le fil du *Banquet* : Agathon, l'*érôménos*, a trente ans, il est beau, un banquet est en cours, qui célèbre sa victoire au concours d'auteurs tragiques. Quant à Socrate, l'*érastès*, n'étant pas beau, « il s'est fait beau » : il reste debout « sous le porche de la maison des voisins » (175 a), ce qui nous rappellera la description que Pausanias fait des *érastès* : prêts à tout faire, à dormir sur le seuil des portes (ἐπὶ θύραις) comme s'ils étaient des esclaves. Le motif de la porte revient à de nombreuses reprises dans *Le Banquet* : ainsi, en 203 b et 203 d la pauvre Pénia, est présentée « se tenant contre la porte » (περὶ τὰς θύρας) avant d'abuser de Poros (203 b et 203 d) ; en 203 d, Eros lui-même, dort « à la belle étoile sur le pas des portes » (ἐπὶ θύραις) ; alors qu'en 212 c, Alcibiade frappe à la porte en demandant à entrer (καὶ ἐξαίφνης τὴν αὔλειον θύραν) avant qu'on le conduise en 212 e à la porte de la salle où le banquet se tenait (καὶ ἐπιστῆναι ἐπὶ τὰς θύρας). Socrate pour sa part attend dans le « vestibule » (προθύρον), – littéralement la « place devant la porte d'une maison » (προ - θύρον). Qu'est-ce que dénote ici le signifiant « porte » sinon le fait qu'il est le lieu où l'être désirant,

61. Voir plus loin.
62. *Autres écrits*, p. 582 (Lacan précise « le non-savoir n'est pas la modestie »).
63. *Autres écrits*, p. 582.

l'*érastès*, attend un signe en même temps qu'il manifeste un rôle « actif » ? L'*érastès* est même possédé par une sorte de μανια : c'est vrai pour Socrate, pour Pénia, qui passe à l'acte, et c'est vrai aussi pour Alcibiade, pris dans le tourbillon des fêtards, le vacarme, l'amour pour Socrate, l'alcool et son *hubris*. Quand Aristodème arrive chez Agathon, il trouve la porte ouverte : « Arrivé à la maison (174 e) d'Agathon, je trouvai la porte ouverte (Ἐπειδὴ δὲ γενέσθαι ἐπὶ τῇ οἰκίᾳ τῇ Ἀγάθωνος, ἀνεῳγμένην καταλαμβάνειν τὴν θύραν) », ce qui contraste avec la porte fermée qu'Alcibiade trouve lors de son arrivée, vers la fin du dialogue (212 c) : « Quand soudain on entendit un grand bruit à la porte extérieure que l'on frappait à coups redoublés » (καὶ ἐξαίφνης τὴν αὔλειον θύραν). Il s'agit de la « porte de la cour » (αὔλειον θύραν), ce qui n'a rien d'étonnant puisque le fêtard Alcibiade est arrivé pour transgresser les règles, en voulant entrer par là où il l'entend, ivre – alors qu'on a stipulé la sobriété comme condition à toute prise de parole, – accompagné d'une joueuse de flûte, alors qu'on lui donne congé au début du dialogue.

Que penser d'un Socrate qui se dédouble au début du dialogue entre l'*érastès* qui attend dans le vestibule et l'*érôménos* qui se fait attendre ? Pourquoi envoie-t-il en émissaire un Aristodème nu-pieds, sorte d'*érastès*, tout comme Eros (et tout comme Socrate en temps normal) alors qu'en même temps il s'est fait beau et il se fait attendre dans le vestibule de la maison des voisins ? Peut-on dire que là, dès le début, il se dédouble en un *érastès*-nu-pieds dans la figure d'Aristodème, petit Socrate misérable, un Pénia mâle, et en un *érôménos* qui s'est fait beau, et se fait désirer, tout en se donnant l'air d'un aimant ? Ne nous montre-t-il pas déjà son désir bivalent, tantôt *érôménos* tantôt *érastès*, tel un démon ?

Il nous semble en effet que Platon opère une identification très précise entre Socrate et Pénia : lui, comme elle, « a conscience de ne pas être beau et de ne pas être sage[64] ». Socrate est lui-même une sorte d'appel, de lieu de passage vers une beauté différente de la beauté des aimés, un passage vers une sagesse qui ne se confond pas avec les savoirs acquis des « maîtres » qu'il interroge. Si Alcibiade compare Socrate aux Silènes, ce n'est que parce qu'il y avait, semble-t-il, des petites boîtes en forme de Silène qui contenaient à l'intérieur des statues de dieux (215 b) : autrement dit, ce qui compte c'est l'ouverture de la boîte plus que les statues (et plus que la boîte). À ce propos, Socrate, comme Poros, est une porte, un « passage », un accès à autre chose[65].

Par ailleurs, il y a aussi un parallèle entre Diotime et Pénia – qu'ont déjà indiqué d'autres commentateurs, – ni l'une ni l'autre n'ayant été invitée au banquet. Le fait que Socrate s'arrête juste avant d'entrer dans la maison d'Agathon, qu'il envoie à sa place un petit Socrate nu-pieds (on sait qu'Aristodème imitait Socrate), mettrait sans doute cette scène dans la série des *érastès* qui attendent

64. HADOT P., *Éloge de Socrate*, Paris, Allia, 2010, p. 54.
65. Selon l'étymologie du mot Poros : passage, accès, issue.

sur le pas de la porte. Mais, comme c'est Socrate, c'est le banquet tout entier qui l'attend et, en particulier, l'*érômenos* de service : Agathon. Il y a déjà là, dès le début, renversement de rôles, comme l'indique le ton moqueur mais vrai d'Agathon, quand il invite Socrate à s'asseoir à son côté, afin de bénéficier du savoir acquis sur le pas de la porte, en tant qu'érastès qui attend, mais un *érastès* dont la visée du désir est très lointaine et, surtout, un désir qui ne saurait se contenter d'aucun *érômenos*. Dans le cas de Socrate le vieux et de Diotime donc, il s'agit d'*érastès* qui deviennent par leur savoir des *érômenos*, désirés par les autres, des gens avertis qui « ont l'air d'être désirants », comme le dit Alcibiade, alors qu'en réalité sont des *érômenos*, des bien-aimés en raison de leur prestige, de leur savoir.

C'est par le biais de l'intervention de Diotime que Lacan met en relief une sorte de désir épuré. Il ira encore plus loin, en affirmant qu'il y a chez Socrate une sorte de « perversion sans objet[66] », ce qui ne veut dire qu'une chose, à savoir que ce que son désir vise dans l'autre c'est sa division quant à son savoir, quel qu'il soit. En ce sens, on peut dire que si Socrate ne sait rien, c'est qu'il y a chez lui comme chez l'hystérique, une vraie indifférence quant à l'objet du savoir : ce qui l'intéresse, c'est le rapport qu'a son interlocuteur avec son propre savoir, peu importe l'objet de ce savoir. En effet, nous nous permettons de lire Lacan à partir de Lacan lui-même, et de déceler dans ses affirmations sur le discours de Diotime une anticipation de ce qu'il nommera, quelques années plus tard, le désir de la « pure différence[67] ». Ce syntagme entend expliquer ce dont il s'agit dans la pratique psychanalytique et, en particulier, ce que Lacan nomme « le désir de l'analyste » comme étant quelque chose d'autre qu'un désir « à l'état pur ». Qu'est-ce que cela peut bien vouloir dire ? Rappelons que pour Lacan, le désir est métonymique en ce qu'aucun « objet » ne peut le satisfaire, comme il le prouve en rappelant le rêve de la fille de Freud, Anna, quand elle énumère les fruits qui pourraient assouvir sa faim[68]. Autrement dit, le désir ne peut se contenter d'un seul objet, il est forcé de passer d'un objet à l'autre. Mais ce que nous propose Lacan est différent : le désir dont il est question ici n'est pas seulement métonymique, il est également transcendantal dans la mesure où aucun objet ne pourra le satisfaire, ce qui fait qu'il sera toujours désir d'autre chose. Il ne s'agira plus du désir en tant que la métonymie le fait passer d'un objet à un autre, mais du refus de consentir à ce qu'un objet quel qu'il soit puisse à lui tout seul être *le nom d'un désir*. Et c'est ce désir transcendantal qu'il définit comme ce qui radicalise une position subjective.

Donc ce que nous propose Lacan dans son séminaire sur le transfert relève de tout autre chose : il entend cerner ce désir comme ce qui radicalise une position

66. *Le Transfert*, p. 103.
67. Lacan J., *Les quatre concepts fondamentaux*.
68. Freud S., *L'interprétation des rêves*, Paris, PUF, 2004, p. 165.

subjective et non seulement dans son aspect métonymique. Il ne s'agira plus du désir en tant que la métonymie le fait passer d'un objet à un autre, mais du refus de consentir à ce qu'un objet quel qu'il soit puisse à lui tout seul être l'objet du désir. Lacan s'explique ainsi à propos de Diotime :

> « Pour en revenir ici à nos propres termes, l'on peut dire que la définition dialectique de l'amour, telle qu'elle est développée par Diotime, rencontre ce que nous avons essayé de définir comme la fonction métonymique dans le désir. C'est de cela qu'il est question dans son discours – de quelque chose qui est au-delà de tous les objets, qui est dans le passage d'une certaine visée et d'un certain rapport [au] désir. »

Et il précise : « [C'est] une perspective sans limite[69]. »

S'il s'agit d'un désir en quelque sorte affranchi des objets, affranchi de leur possession, c'est que nous sommes bel et bien dans une perspective qui ne vise plus la possession, mais une position subjective qui défie même toute idée de possession, en incarnant le sujet désirant, le manque comme tel. Autrement dit, non le « manque de » qui fait appel à un objet qui viendrait le combler, à savoir l'*érôménos*, l'objet du désir, mais bien plutôt un sujet désirant autre chose que la possession. On voit aussi pourquoi il serait facile d'envisager ce désir comme faisant partie de la position subjective, désirante, du sujet hystérique, et de la parenté que Lacan introduira plus tard, entre Socrate et le désir de l'hystérique. Si le discours de Diotime traduit l'initiation vers un désir épuré, le désir d'aucun objet particulier mais d'un objet quelconque – dans la mesure où aucun objet ne serait être l'étalon du désir, – c'est bien parce que le manque n'est pas le « manque de » : il ne s'agit pas du « désir de », mais du désir comme tel, sans lien à un objet, ouvert à un champ illimité. Concernant donc la possession, nous voyons bien comment toutes les propositions d'un Eryximaque sur le rapport entre le plein et le vide tombent à l'eau, si l'on peut s'exprimer ainsi. Il ne s'agira plus de « remplir » ce qui est vide, car le vide n'appelle que le vide, le manque ne saurait se remplir. Le désir, plus il est plein, plus il est vide.

C'est Lacan qui met en rapport l'au-delà de l'objet avec la dépossession, le désir d'autre chose que la métonymie ambiante :

> « Sans doute le pas que nous avons fait marque-t-il assez que le terme de la visée n'est pas au niveau de l'avoir, mais au niveau de l'être, et aussi bien que, dans ce progrès, dans cette ascèse, il s'agit d'une transformation, d'un devenir du sujet, d'une identification dernière avec ce suprême aimable[70]. »

Il peut paraître étrange que l'on introduise ici le « suprême aimable », mais si nous réfléchissons bien au fait qu'il s'agit d'une sorte de « transformation », de renversement de position par où le sujet aliéné à l'objet métonymique, celui

69. *Le transfert*, p. 158.
70. *Le transfert*, p. 158.

qui ne pourra jamais le satisfaire, devient moins dupe, voire incarne le manque comme tel et non le « manque de », il n'est pas étonnant qu'il assume une position sainte, qui se soustrait au monde du désir, qui n'est la proie d'aucun désir de l'Autre. Lacan conclut par ces mots :

> « Pour tout dire, plus le sujet porte loin sa visée, plus il est en droit de s'aimer, si l'on peut dire, dans son moi idéal. *Plus il désire, plus il devient lui-même désirable*[71]. »

Pourquoi introduit-il ici le « moi idéal » ? Cela nous paraît évident et nous l'avons déjà mentionné : il s'agit d'un désir affranchi du désir de l'autre et, par là même, déconnecté de l'idéal du moi, éloigné des idéaux de l'autre, refusant de dépendre du pouce levé de l'autre du désir, niant à l'Autre le fait d'avoir le dernier mot quant au désir.

« Plus il désire, plus il devient lui-même désirable »

Cette phrase nous semble condenser à elle seule l'idée que Lacan se fait du désir de l'analyste. Mais essayons avant tout de dissiper un malentendu possible. La référence faite par Lacan au « moi idéal » voudrait-elle dire que « l'aimant ne vise que sa propre perfection » ? Rien n'est moins sûr. Comme le souligne Lacan, il faut avant tout se demander pourquoi Platon introduit Diotime à la place de Socrate au moment de parler de ce qu'il sait sur l'amour et, ensuite, pourquoi il lui faut introduire encore Alcibiade comme la preuve tangible, comme pièce à conviction de l'initiation évoquée par Diotime dans son discours[72]. S'il en est ainsi, c'est qu'il ne peut s'affranchir d'un autre qui doit l'initier, dans le cas de Socrate – tout comme on ne peut s'affranchir de la formation analytique et d'une analyse, pour le cas des psychanalystes. Socrate ne vise sa propre perfection qu'à condition de pouvoir s'appuyer sur un autre qui le sortira de son ignorance quant à l'amour.

Mais si Alcibiade s'adressait à Socrate en tant qu'*érôménos*, qu'en est-il de Socrate lui-même face à Diotime ? Luc Brisson fait une remarque qui pourrait paraître secondaire mais qui, pour nous, est cruciale. Dans *Le Banquet* (206 b) Socrate, acculé par une des questions de Diotime, donne sa langue au chat :

> « Diotime. – L'objet de l'amour c'est, en somme, d'avoir à soi ce qui est bon, toujours [...] puisque [...] il est clair que l'amour consiste toujours en cela, quel genre d'existence mènent ceux qui poursuivent cette fin et à quel type d'activité se livrent-ils [...] de quelle sorte de besogne s'agit-il ?
> Socrate. – Si je le savais [...] je ne te fréquenterais pas pour m'instruire. »

La question de Diotime, comme celle que Socrate posait à Agathon, est tendancieuse : il est clair que l'amour ne se réduit pas à avoir pour « toujours ».

71. *Le transfert*, p. 158 (nous soulignons).
72. Alcibiade se plaint de ne pas avoir été, avec Socrate, dans une relation pédérastique habituelle : cela prouverait que Socrate a été bel et bien initié par Diotime.

Voici donc la remarque de Brisson : le verbe « fréquenter » est *ephaitao*, mot qui pourrait insinuer une connotation sexuelle[73]. Mais alors, s'il est ainsi, cela voudrait dire que Socrate ne se limite pas à « fréquenter » Diotime en tant qu'*érôménos* (le « jeune » Socrate) mais qu'il manifeste à son égard un désir (*érastès*) précisément au moment même où elle le questionne quant à la vie que mènent ceux qui aiment (*érastès*). Autrement dit, au désir de savoir se mêle un désir sexuel : Socrate semble être dans une position désirante aussi bien quant au savoir (« je te fréquente pour m'instruire ») que quant à un éventuel désir sexuel (« je te fréquente parce que je te désire »). Par ailleurs, Diotime traite Socrate d'*érastès* et jamais d'*érôménos*, comme l'indique cette affirmation de la prêtresse :

> « Si un jour tu parviens à cette contemplation, tu reconnaîtras que cette beauté est sans rapport avec l'or, les autours et les beaux enfants dont la vue te bouleverse à présent » (211 d, trad. Brisson).

Cette phrase montre bien qu'à l'époque où Socrate fréquente Diotime, il est un *érastès* comme les autres, il ne désire que la beauté dont la vue (le regard) est la première pulsion à être satisfaite. Il est un *érastès*, mais cela indique-t-il qu'il est déjà initié aux mystères de l'amour, c'est-à-dire au désir ?

Socrate est un *érastès* : c'est ce que Diotime nous fait comprendre et il serait peut-être désirant aussi face à elle-même. Notre question est : y a-t-il un rapport entre ce verbe utilisé par Socrate (*ephaitao*) et l'allusion qu'Agathon fait à Socrate au début du dialogue où Socrate « remplirait » Agathon (175 d) ? L'allusion sexuelle est explicite dans le cas d'Agathon mais, en plus, elle vise la transmission d'un savoir : Socrate pourrait enseigner à Agathon ce qu'il vient d'apprendre dans un moment de transe, juste avant d'entrer dans sa maison. Ce moment de transe, montre-t-il que Socrate subit une sorte de révélation, à savoir quelque chose qu'il apprend par une autre voie que celle de son épistème, cette même épistème qui lui fait défaut dans son *élenkhos* à Agathon ? Au moment même où Socrate devrait répondre à la demande d'Agathon de lui apprendre quelque chose, il est en panne ou, plus exactement, il ne peut que lui expliquer qu'il a eu une « révélation », mais de la main de Diotime.

Socrate hystérique ?

La phrase « Plus il désire, plus il devient lui-même désirable », n'explique-t-elle pas aussi l'*hubris* de Socrate ? C'est à cause de celle-ci que Socrate ne peut enseigner, ni aimer : c'est aussi bien en matière d'amour que de transmission d'un savoir qu'il est en échec et qu'il met en échec les autres[74]. Dans les années 1970, Lacan évoque à plusieurs reprises le *Banquet* de Platon et, en particulier,

73. Brisson L., *Le Banquet*, note 419, p. 211.
74. Gagarin M., *Socrates' Hybris and Alcibiades' failure*, vol. 31, n° 1, Phoenix, 1977, p. 22-23.

la fonction remplie par Socrate en tant qu'antécédent du désir de l'analyste, mais, à la différence des thèses avancées lors de son séminaire sur le transfert (1960-1961), il traite Socrate d'hystérique[75]. Quelles sont les raisons d'un tel changement ? On postule souvent qu'il s'agit de l'incidence de l'introduction de l'objet « a » dans son enseignement[76]. Sans doute, mais pourquoi Lacan placerait-il l'hystérie là où il était sûr de voir l'antécédent du psychanalyste ?

Il faudrait peut-être revenir sur la façon dont Lacan qualifie le désir de Socrate, – et du coup sa méthode, comme une sorte de « perversion sans objet[77] ». Selon lui, nous serions en présence de deux composantes : la perversion et le « sans objet ». Nous avons d'ordinaire à faire à une perversion « monomane », au sens où elle est la perversion « d'un objet ». Classiquement, la perversion est ainsi un « relatif » : comme le désir, elle est une « perversion de ». Mais en même temps, on sait que pour Lacan, la perversion a pour caractéristique essentielle de diviser l'autre, de le traquer[78], (et non seulement la recherche d'un objet sexuel, l'objet fétiche par exemple). Affirmer qu'il s'agit d'une perversion au sens d'une division de l'autre signifie que la « méthode socratique » se caractérise par ce qu'elle produit comme effet subjectif chez l'autre.

Aussi bien la méthode socratique que l'hystérie dépendent de l'autre : le sujet hystérique a besoin d'un maître, d'un autre qui sait. Mais il ne se contente pas de diviser l'autre, comme dans le cas de la perversion, mais bien plutôt il avoue par là-même sa propre division à lui, ce qui n'est absolument pas le cas du pervers qui ne vise que la division de l'autre pour, précisément, ne pas être confronté à la sienne ! Dans le *Ménon*, Socrate est comparé à une « raie torpille », paralysant les autres avec son questionnement, à ceci près que Socrate avoue être, lui, le premier, à être paralysé : « Quant à moi, si la torpille se met elle-même dans un tel état de torpeur quand elle y met aussi les autres, je lui ressemble. Sinon, je ne lui ressemble pas[79]. » Nous savons que le propre du discours hystérique est de diviser l'Autre (les médecins, les psychanalystes, tous ceux qui sont en position du savoir), afin de lui prouver que le savoir qu'il produit est impuissant à l'heure de rendre compte de la division du sujet[80] :

$$\frac{\$ \rightarrow S1}{(a) \leftarrow S2}$$

75. *Autres écrits*, p. 302, 411, 426, 436-437, 558, 584.
76. COTTET S., *Freud et le désir du psychanalyste*, Paris, Le Seuil, 1996, p. 181-183.
77. *Le Transfert*, p. 103.
78. « Kant avec Sade », *Écrits*, p. 773.
79. *Ménon*, 80 a, Flammarion, 1991, trad. De M. Canto-Sperber.
80. Énonçons par exemple le « discours hystérique » chez Dora : au nom de sa propre division ($), elle veut faire travailler les médecins, mis à la place du maître (S1), mais pour leur montrer que leur savoir (S2) est impuissant quant à la souffrance qui est la cause (a) de sa propre division.

Mais le propre du discours hystérique c'est aussi d'être indifférent quant à l'objet de son désir. Quand Socrate dit ne rien savoir, nous pouvons assimiler cette position à celle de l'hystérie en ceci : n'importe quel savoir lui est égal au moment de dénoncer sa « vraisemblance », comme il le dit dans son échange avec Agathon, c'est-à-dire le fait que ce savoir s'éloigne de la vérité. Tout savoir opère par « vraisemblance » veut dire surtout qu'il ne peut se défaire du « semblant », du semblant (le savoir produit) qui se sépare de la vérité (celle qui divise le sujet). Signalons en passant que l'objet « a » est mis à la place de la vérité dans le discours de l'hystérique.

Dans l'*Hippias Mineur*, Socrate déclare :

> « Tu vois, Hippias, à quel point je dis vrai quand je parle de ma ténacité pour ce qui est de poser aux savants des questions ! Il y a même des chances que ce soit là tout ce que j'ai de bon, n'ayant par ailleurs rien que de très misérable » (372 a-b).

Il continue par ces mots : « Alors il m'apparaît que je ne sais rien ; car il n'y a rien, pour ainsi dire, sur quoi je sois du même avis que vous » (372 b), ce qui sous-entend que le savoir est dans l'Autre, et qu'il s'oppose à la vérité que lui, Socrate, est censé incarner. Il est vrai que Lacan aurait pu formuler cette idée dès le début de sa relecture de Freud : dans un texte précoce, « Intervention sur le transfert », il décrit la position de Dora, une hystérique, dans des termes qui conviendraient parfaitement à Socrate[81].

SOCRATE ÉTAIT-IL FOU ?

Ce qui est étrange donc, c'est que Lacan ait attendu jusqu'aux années 1970 pour formuler cette parenté entre Socrate et l'hystérie, et ce après avoir affirmé que le philosophe était l'antécédent historique du psychanalyste dix ans auparavant.

Dans le séminaire sur le transfert, Lacan n'avance pas l'idée d'un Socrate hystérique, mais semble plutôt intrigué par le « désir de Socrate ». Comme preuve, prenons au sérieux son affirmation : « Ce Socrate me tue[82]. » Il décèle dans ces pages une sorte de pulsion de mort chez Socrate, du fait de l'*atopia* de son désir, de son caractère insituable, même s'il considère qu'il est parfaitement situable et que c'est cette topique qui nous aidera à comprendre ce qu'il en est du désir de l'analyste. L'*atopia* de Socrate nous servira à dégager la nôtre, celle qui est propre à la psychanalyse. Donc, si l'*atopia* de Socrate est tout de même « situable », qu'est-ce qui « tue » Lacan dans son rapport à Socrate ?

C'est par le biais de cette « *atopia* » que Lacan considère Socrate comme un fou. Les formules employées dans ledit séminaire sont loin d'être équivoques :

81. « Intervention sur le transfert », *Écrits*, p. 219 : Il s'agit de « la revendication de la "belle âme", celle qui s'insurge contre le monde au nom de la loi du cœur ».
82. *Le transfert*, p. 103.

« C'est en somme un fou qui se croit au service commandé d'un dieu[83] », dans la mesure où les dieux sont pour lui une révélation psychotique, une « manifestation du réel ». Il y a chez lui un « noyau psychotique[84] », aussi bien qu'un « délire d'immortalité[85] ». En effet, Lacan, sans trop justifier l'emploi du mot « démon », qui devrait être réservé au « démon intermédiaire » dont nous parle Diotime, affirme ceci

> « Nul tragique [...] ne soutient l'*atopia* de Socrate, seulement un démon. Ne l'oublions pas, ce δαίμων, car il nous parle sans cesse. Ce démon l'hallucine, semble-t-il, pour lui permettre de survivre dans cet espace, et l'avertit des trous où il pourrait tomber – Ne fais pas cela[86]. »

Ce passage rapide d'un démon à l'autre, du démon intermédiaire de Diotime au démon dont nous parle Socrate, ce démon qui le rend « halluciné », ne peut ne pas être qu'une allusion implicite à l'étude du psychiatre français Lélut à propos du « démon de Socrate », étude que Lacan ne pouvait ignorer[87].

Si Lélut réédite son livre en 1856, augmenté d'une préface (la première édition était de 1836), c'est pour s'expliquer et justifier sa démarche initiale, celle d'évoquer sans aucune ambiguïté la folie de Socrate, car son livre avait été très critiqué à l'époque. Le médecin utilise la grille clinique de la psychiatrie française de l'époque afin de déceler ce qu'il y avait de pathognomonique chez Socrate et qui le liait à la folie. Lélut fait la liste des « symptômes » que présentait le philosophe athénien, allant des hallucinations à « l'extase de Potidée » (p. 155), sans oublier « sa singularité d'esprit » (p. 152), ni « l'action à distance » (p. 173) qu'il exerçait sur ses disciples, ni ses intuitions ou ses « croyances aux songes » (p. 189). Les échantillons les plus importants de ces symptômes se trouvent dans l'*Apologie de Socrate*, à laquelle Lacan se réfère aussi quand il essaie de cerner la folie de Socrate[88]. Lélut est lapidaire : « On ne peut, en vérité, rien voir, rien entendre de plus extravagant, de plus caractéristique de la folie[89]. » Jackie Pigeaud, dans son article à propos de l'étude de Lélut, réduit les traits les plus caractéristiques de la folie de Socrate à deux éléments principaux : les hallucinations et l'extase, à savoir le « démon » et « l'épisode de Potidée[90] ». Pigeaud explique le fait que la folie ait pu passer presque inaperçue à Athènes à partir du polythéisme : « Comment une société qui croit aux démons, qui vit avec

83. *Le transfert*, p. 104-105.
84. *Le transfert*, p. 127.
85. *Le transfert*, p. 128.
86. *Le transfert*, p. 104.
87. LÉLUT L. F., « Spécimen d'une application de la science psychologique à celle de l'histoire », *Du démon de Socrate*, Paris, Baillière, 1856 (deuxième édition).
88. *Le transfert*, p. 104.
89. *Du démon de Socrate*, p. 173-174.
90. PIGEAUD J., « Lélut et le démon de Socrate », *Poétiques du corps, Aux origines de la médecine*, Paris, Les Belles Lettres, 2008.

les dieux, pouvait-elle percevoir l'anomalie du démon de Socrate[91] ? » Fort bien. Pourtant l'idée de Lacan semblerait être tout autre : quelque chose chez Socrate le condamnait à une altérité radicale, sans appel, une « pulsion de mort » qui finirait par l'emporter. Le polythéisme n'a pas pu absorber le caractère d'objet « a » de Socrate, sorte de manifestation du réel qui divise les autres, mais qui le condamnait aussi à incarner lui-même un déchet à extraire de la communauté athénienne.

Que Lacan ait pu passer de la psychose de Socrate à l'antécédent historique du psychanalyste et, pour finir, au diagnostic d'hystérie, cela montre bien que Socrate est tout et rien, qu'il n'est pas classable, même pour Lacan. Il deviendra « insituable » et, par là même, il incarnera le mieux cet « objet » qui n'en est pas un et que Lacan appelle « l'objet a », seul démon qui vaille dans l'expérience analytique. Nous verrons que c'est par sa folie que Socrate pouvait opérer comme un analyste sans pour autant faire exister la psychanalyse : pour que la psychanalyse existe il a fallu l'avènement de la science moderne, en même temps que l'acceptation de l'Autre social. Autre social qui, de nos jours, serait prêt à l'éradiquer définitivement.

91. « Lélut et le démon de Socrate », p. 639.

Quatrième partie

Socrate et Alcibiade

Chapitre 7

ALCIBIADE ET L'AIMÉ DEVENU AIMANT

Depuis *Le Banquet* de Platon, l'éloge qu'Alcibiade fait de Socrate est devenu l'étalon de tout éloge digne de ce nom. Mais, comme cela a été relevé à maintes reprises, il s'agit d'un éloge ambigu : Alcibiade, dans son admiration pour Socrate, semble en même temps donner raison à ceux qui l'ont condamné à mort. L'éloge est donc ambivalent : tout comme la description d'Eros, démon intermédiaire, faite par Diotime.

L'éloge d'Alcibiade est différent de ceux qui ont été proférés, avant son arrivée, par les autres orateurs. On a pu évoquer, s'agissant de l'entrée d'Aristophane, l'aspect risible et farceur du personnage, d'autant plus risible et farceur qu'il rate son entrée à cause de son hoquet et que quelqu'un d'autre doit parler à sa place. Alcibiade aussi prend la parole alors que ce n'était pas son tour : il fait irruption au banquet, alcoolisé, alors que la consigne donnée par Eryximaque était de ne pas boire afin de pouvoir mieux louer Eros. Ainsi, à différence d'Aristophane qui ne parle pas en son nom, mais plutôt en imitant le Socrate des *Nuées*, Alcibiade, lui, ressemble assez au portrait fait par les différents auteurs[1].

COURONNER AGATHON

Comme tant d'autres *érastès*, Alcibiade frappe à la porte, demandant à être invité, dans le dessein de couronner Agathon. Non seulement il est alcoolisé mais, de plus, il prétend établir un nouvel ordre de prise de parole : se substituant à l'autorité d'Eryximaque, il déclare qu'on ne fera plus l'éloge de l'amour, mais que chacun fera l'éloge de son voisin de droite (214 d), ce qui sera une autre manière, nous le verrons, de continuer à faire l'éloge d'Eros. Mais il se substitue aussi à la « paternité » du thème loué : en effet, alors que Phèdre était le « père du discours », à savoir le père du sujet choisi pour faire le louange (l'amour), Alcibiade propose de substituer l'éloge de la personne de Socrate à l'amour comme sujet.

1. De Romilly J., *Alcibiade*, Paris, Éditions de Fallois, 1995.

Alcibiade arrive donc et demande à rester au banquet : sa demande est non seulement acceptée mais l'amphitryon l'invite à s'asseoir à ses côtés. Sauf qu'à côté d'Agathon se trouve nul autre que Socrate. Comme Alcibiade avait les bandelettes devant les yeux, il ne voit pas Socrate. Il est facile de trouver à ce fait une nécessité comique : Alcibiade s'aperçoit soudainement que le personnage tant craint est à ses côtés. On peut ajouter d'autres hypothèses à cet aveuglement. Premièrement, pourquoi est-il nécessaire à Alcibiade de ne pas voir Socrate ? Une réponse simple serait : pour qu'il puisse s'asseoir à côté d'Agathon, car c'est ce qu'il veut, il est venu au banquet pour cela. La vue de Socrate l'aurait inhibé, l'aurait empêché de se rapprocher physiquement d'Agathon, le même Agathon qui avait demandé à Socrate, au début du dialogue, de s'asseoir à ses côtés, et le même Socrate qui, à son tour, avait presque décliné cette invitation. Donc, s'il avait vu Socrate, Alcibiade ne se serait pas permis de s'asseoir à côté d'Agathon : ce que Lacan appelle « l'interprétation » de Socrate, sur laquelle nous allons revenir, irait peut-être dans ce sens. Deuxièmement, cet aveuglement ne serait qu'un avant-goût de l'aveuglement dont Alcibiade témoigne dans son rapport amoureux avec Socrate : non seulement il ne voit pas la laideur de Socrate mais, de plus, il lui trouve des « *agalmata* ». N'oublions pas à ce propos la place prépondérante qu'occupe dans le discours de Diotime « la vue » des garçons. Troisièmement, Alcibiade tombe dans un piège : ses yeux sont bandés en même temps qu'il est « mené par ses compagnons » (213 a). Pour finir, concernant cet accueil d'Alcibiade, plusieurs détails restent dans l'ombre : le lit d'Agathon était-il plus grand que celui des autres, puisqu'en général chaque lit ne comprenait que deux places[2] ? Et quant au rôle de Socrate, que penser des difficultés auxquelles se heurtent les érudits à propos de la manière de traduire παραχωρῆσαι γὰρ τὸν Σωκράτη ὡς ἐκεῖνον κατιδεῖν ? Robin se demande : « Pour qu'il fît asseoir celui-là », à savoir Alcibiade ? Ou bien « pour qu'il pût apercevoir celui-là », c'est-à-dire bien voir Agathon ? Mais Robin choisi finalement « car Socrate s'était écarté pour qu'Agathon fît asseoir Alcibiade » (213 b). Quant à Brisson, il traduit « car Socrate s'est écarté lorsqu'il aperçut Alcibiade ». S'il s'agit d'asseoir un Alcibiade, aveuglé par les lauriers, « entre » Agathon et Socrate, la phrase en question ne peut pas être innocente[3].

« AUX ENDROITS OÙ, MOI, JE M'ATTENDAIS LE MOINS À TE RENCONTRER »

Par ailleurs, c'est Alcibiade qui conjure et soupçonne Socrate d'être derrière un jeu de cache-cache :

2. BRISSON, *Le Banquet*, note 499, p. 216.
3. En espagnol, « *hacerle a alguien la cama* » (littéralement « faire le lit à quelqu'un ») signifie lui tendre un piège. La suite du dialogue confirmerait le dicton espagnol pour ce qui concerne Alcibiade.

> « À moi Hercule ! Quelle aventure, voilà Socrate ! Encore un guet-apens que tu m'as tendu, posté là sur ce lit, apparaissant brusquement, selon ta coutume, aux endroits où, moi, je m'attendais le moins à te rencontrer ! » (213 c).

Arrêtons-nous un instant sur cette déclaration :

1. « Encore un guet-apens que tu m'as tendu [...] » : nous verrons qu'Alcibiade n'en est pas à sa première surprise face à Socrate, et que sa relation avec lui semble émaillée par différents pièges, des pièges sans doute destinés à lui en éviter de plus gros et plus irréversibles[4].

2. « Apparaissant brusquement [...] » : l'aspect soudain, rapide, impromptu, presque « intrusif » de l'acte a toute son importance. Pierre Hadot signale à propos des interrogatoires de Socrate le fait que « l'interlocuteur se rend compte alors qu'il ne sait pas vraiment pourquoi il agit. Tout son système de valeurs lui paraît *brusquement* sans fondement[5] ». Tout comme le coup de foudre amoureux, l'aspect soudain de la « rectification » de l'interlocuteur paraît essentiel à sa production.

3. « Aux endroits où, moi, je m'attendais le moins à te rencontrer ! » : la surprise est nécessaire pour que la rencontre soit hasardeuse, même et surtout parce qu'elle ne doit rien au hasard. Elle se produit « comme par hasard » : même surdéterminée, elle ne peut pas ne pas avoir les caractéristiques du hasard, de la chose non voulue, advenue malgré la volonté, un peu comme le montre le dialogue, quand Alcibiade est « accompagné par ses compagnons », les yeux bandés, s'asseyant il ne sait pas trop où. C'est toute la tragédie grecque en quelques phrases, ce qui ne manque paradoxalement pas d'avoir un certain effet comique.

Restons un instant sur cet effet comique, car c'est sur ce ton qu'est orienté, nous semble-t-il, ce début d'échange entre Socrate et Alcibiade. Ce dernier réagit ainsi quand il s'aperçoit qui est à ses côtés :

> « Et maintenant que viens-tu faire ici ? Et de plus, pour quelle raison occupes-tu cette place ? Bien sûr ce n'est pas auprès d'Aristophane que tu t'es étendu, ni auprès d'un autre farceur qui fait rire et qui a l'intention de faire rire. Non, tu as trouvé le moyen de te placer auprès du plus bel homme de la compagnie » (213 c).

Que peut-on dire de cette déclaration ? D'abord, qu'Alcibiade commence par se tromper : c'est Agathon qui lui a demandé de se poster là, et ce n'est nullement Socrate qui a choisi cette place. L'accusation d'avoir choisi le siège à côté de la plus belle fille du wagon ne vaut pas[6]. Selon Alcibiade, Socrate n'est pas à la bonne place, ce qui n'a rien de surprenant non plus : n'est-il pas connu pour être « *atopique* » ? Il est là où on ne l'attend pas. Mais Alcibiade lui réserve une place plus appropriée, à côté des farceurs, de ceux qui font rire : à côté d'Aristophane

4. Tel semble être aussi l'avis de ROMILLY, *Alcibiade*, p. 55-58.
5. *Éloge de Socrate*, p. 29 (nous soulignons).
6. Notons qu'une lutte pour les places se trouve dans le *Charmide*, mais concernant le privilège de s'asseoir à côté de ce dernier en raison de sa beauté (*Charmide*, 155 c).

plus précisément. On peut confirmer ainsi l'importance de ce dernier personnage dans le dialogue de Platon ici traité : il a le hoquet, il parle à une autre place que celle qui lui reviendrait logiquement, et ce, pour les deux raisons déjà évoquées : Eryximaque parle à son tour et, de plus, quand il prend la parole, il ne parle pas en tant que l'Aristophane réel, mais bien plutôt à la place du Socrate des *Nuées*. Par-dessus le marché, Alcibiade indique que Socrate, le vrai, devrait être à côté d'Aristophane : il aurait ainsi pu parler comme parle le Socrate des *Nuées*... Autrement dit, il pourrait parler comme un farceur ou comme le personnage d'un farceur tel qu'Aristophane – en tout cas nullement comme le Socrate réel. Le Socrate réel n'a pas de place : c'est pourquoi Agathon et Alcibiade tentent de le placer à leur guise.

Face à cette accusation d'Alcibiade (on voit bien que son éloge commence par une accusation : celle de profiter des beaux jeunes gens), il n'est pas étonnant que Socrate demande à Agathon de le défendre, notamment parce que c'est lui qui a voulu qu'il se trouve à ladite place :

> « Vois à me défendre, Agathon, vu que, dit-il, l'amour de cet homme-là n'est pas pour moi une mince affaire ! Depuis le temps en effet que je me suis amouraché de lui, il ne m'est plus permis, ni de porter les yeux sur un seul beau garçon, ni de m'entretenir avec aucun, sans qu'il me jalouse et m'envie, se livrant à d'incroyables excès et m'injuriant [...] ce sont aussi bien ses fureurs que sa passion d'aimer, qui me font frémir d'une passion terrible » (213 d).

Cette réaction de Socrate doit nous interpeller par son manque apparent de clarté : qui aime qui ? La question est également soulevée par un lecteur aussi éclairé que Léo Strauss : « Qui est l'amoureux, Socrate ou Alcibiade[7] ? » Socrate dit s'être amouraché d'Alcibiade, mais en même temps il affirme qu'Alcibiade est jaloux et ne le laisse pas regarder les beaux garçons[8].

On ne voit pas clairement qui jalouse qui, et toute cette partie du dialogue est faite pour brouiller les pistes : qui célèbre qui ? qui aime qui ? qui jalouse qui ? Alcibiade contre-attaque :

> « Pour le moment [...] passe-moi, Agathon, de ces bandelettes, que j'enguirlande aussi la tête de cet homme-là, cette tête extraordinaire ! Qu'il ne me reproche pas de t'avoir, toi, enguirlandé » (213 e).

Le passage de guirlandes d'une tête à l'autre aurait toute son importance : il s'agit de l'objet qui a d'abord empêché Alcibiade de voir Socrate, le même objet qui servira à parer la tête d'Agathon, puisque c'est lui qui est honoré, de même, pourrait-on dire, que c'est lui le bel homme, le détenteur d'un certain « *agalma* », terme que nous allons étudier plus loin. On peut d'ores et déjà ajouter la parenté

7. *Sur le Banquet*, p. 293.
8. Lire à propos de la jalousie Brisson L., « La notion de *phthonos* chez Platon », Monneyron F. (dir.), *La Jalousie*, L'Harmattan, 1996, p. 13-34. Mais également *Phèdre* (239 a-b).

phonétique (et peut-être étymologique) entre le nom Agathon et le nom agalma. Mais cette initiative de couronnement de Socrate entreprise par Alcibiade, sert plus à éviter les reproches et la jalousie de Socrate – qui vient d'évoquer la jalousie d'Alcibiade – qu'à honorer vraiment la tête extraordinaire de Socrate, même s'il l'on admet qu'il remporterait la victoire en éloquence sur tout le monde et « en tout temps » (213 e).

Après le passage des guirlandes, Alcibiade s'allonge sur le lit, entre Socrate et Agathon : non seulement il arrive au milieu du banquet mais, de plus, il donne l'ordre de boire du vin, en buvant lui-même et en faisant boire Socrate. L'intervention du médecin Eryximaque, modérateur modéré du banquet, ne se fait pas tarder. Il rappelle la règle qu'il avait fixée pour le banquet avant son arrivée et demande à Alcibiade de faire un discours, comme tous les autres, à quoi Alcibiade répond qu'on ne peut mettre sur pied d'égalité le *logos* d'un homme ivre et celui d'un homme sobre. Eryximaque rappelle à l'ordre Alcibiade, de la même manière qu'il l'a fait avec Aristophane, face à l'éventualité de dire quelque chose de risible. Mais les « projections » imaginaires, à savoir les accusations de l'un et de l'autre, ne s'arrêtent pas pour autant : maintenant c'est Alcibiade qui parle de la jalousie de Socrate en ce sens que, s'il s'agit de faire l'éloge de l'amour, il n'aurait d'autre choix que de faire l'éloge de Socrate lui-même, par peur de sa jalousie ! (214 d-e). Et Eryximaque de répondre : « Eh bien ! fais comme tu dis, s'il te plaît ! Prononce un éloge de Socrate. » Fort bien, mais s'agira-t-il d'un éloge ou d'un réquisitoire ? La question se pose aussi bien concernant la nature de l'éloge qu'à propos de la correspondance de l'éloge avec le Socrate historique[9]. Toujours est-il que ce personnage appelé Alcibiade, ce chouchou d'Athènes, aurait pris une claque énorme, proportionnelle à son « fol orgueil », avec la rencontre de Socrate. Si Agathon était l'*érôménos* du banquet, Alcibiade l'était surtout d'Athènes tout entière, notamment à l'époque où le dialogue aurait été rédigé[10]. Socrate est bien conscient du fait que l'éloge d'Alcibiade ne sera pas tendre : « Hé ! mon garçon, quel est ton dessein ? C'est avec l'intention de grossir la bouffonnerie, que tu vas me louer ? » (214 e). Alcibiade sait qu'il a les cartes en main : « Je dirai la vérité ; à toi de voir si tu acceptes ! »

LES SILÈNES ET LEURS *AGALMATA*

Alcibiade commencera son discours par une sorte de méchanceté, quand il évoque notamment la laideur naturelle de Socrate et le compare aux silènes et au satyre Marsyas. Mais on sait que la comparaison ne s'arrête pas à l'aspect extérieur. Alcibiade croit que, bien qu'il s'agisse d'une image, elle est pertinente quand on traite de Socrate :

9. ROBIN, *Notice*, p. 100-101.
10. ROBIN, *Notice*, p. 99.

> « Ce qu'il y a de sûr, Socrate, c'est que, pour les traits au moins, tu as avec ceux que j'ai dits une ressemblance que, toi-même sans doute, tu ne voudrais pas contester » (215 b).

Alcibiade prétend que ces « images », qui tentent de faire sentir aux autres orateurs la vraie nature de Socrate, sont très loin de la bouffonnerie et qu'elles touchent à une vérité ἔσται δ' ἡ εἰκὼν τοῦ ἀληθοῦς ἕνεκα, οὐ τοῦ γελοίου (215 a). D'autant plus que c'est à cet endroit de son éloge qu'Alcibiade introduit cette autre image, cette image à l'intérieur de l'image, que sont les « *agalmata* » des dieux qu'on retrouve à l'intérieur de certains silènes : ἔνδοθεν ἀγάλματα ἔχοντες θεῶν (215 b).

Que savons-nous à propos des silènes ? Quel rapport entretiennent-ils avec les satyres ? Écoutons ceci :

> « C'est à Athènes que les démons-bouc du Péloponnèse (les Satyres) furent assimilés aux démons-chevreaux de l'Anatolie (les Silènes), et cette confusion voulue eut une portée panhellénique [...] Pour les écrivains aussi, Satyres et Silènes devinrent synonymes [...] Marsyas est appelé tantôt Satyre et tantôt Silène[11]. »

Mais cette figure étrange du Silène contient, malgré sa laideur, un pouvoir caché, d'autant plus puissant qu'il est caché derrière une laideur énigmatique :

> « La sagesse du Silène est proverbiale : il a le don prophétique et on lui arrache ses oracles par ruse, car l'ébriété est la condition essentielle de ces révélations[12]. »

On doit ainsi tromper un silène pour le faire parler, mais comment y parvient-on ? En lui faisant boire du vin. Sauf que notre Socrate, même si Alcibiade le compare à un Silène, n'est pas facile à tromper : d'une part, il tolère bien l'alcool et, d'autre part, les révélations se feront attendre, comme nous le verrons à l'instant. C'est un silène d'une nature bien particulière : Alcibiade soutient que c'est Socrate qui abuse les autres avec son charme, son *logos*, à l'instar des pouvoirs d'enchantement de la flûte d'un Marsyas. C'est par ce biais que Socrate ruse et déroute (*aporia*) ses interlocuteurs (215 a).

Si Socrate est comparé à Marsyas, c'est en raison des pouvoirs musicaux de ce dernier : dans le cas de Socrate, c'est son *logos* qui charme, ruse, et endort les autres. Alcibiade dit

> « Quant à toi [Socrate], tu ne diffères pas de lui, sauf en ce que, sans instruments, par des paroles sans accompagnement, tu produis ce même effet » (215c).

Mais il est dit que cet enchantement tire ses pouvoirs plus de la flûte elle-même que par le talent de celui qui y joue (n'importe qui produirait les mêmes effets, à condition de jouer avec cette flûte). C'est la révélation en tant que telle qui est « divine » et non pas son « contenu ». De la même manière, les *agalmata* des dieux, c'est par ce qu'elles laissent entrevoir (à savoir, très peu, car elles

11. *Dictionnaire des Antiquités grecques et romaines*, p. 1091.
12. *Dictionnaire des Antiquités grecques et romaines*, p. 1091.

sont surtout cachées) qu'elles ont un pouvoir. Cela est d'une très grande importance, si l'on considère l'idée de Lacan concernant le transfert comme une sorte de « savoir en réserve[13] ». Ce n'est pas de la parole elle-même que l'on tire un pouvoir, fût-elle prononcée par les meilleurs des orateurs (l'allusion à Périclès, dans cette partie du dialogue, est bien choisie) : c'est l'accès à cette parole qu'est déterminant. Ainsi Alcibiade reconnaît que « mon âme n'en était pas non plus bouleversée, pas davantage elle ne s'irritait à la pensée de la servitude où je me trouve. Le Marsyas que voici, au contraire, et bien plus d'une fois certes, m'a mis en tel état qu'il ne me semblait pas possible de vivre en me comportant comme je me comporte ! » (215 e). Il s'agit donc de quelque chose d'autre que d'une parole bien dite, à l'instar des rhéteurs tels qu'Agathon.

Alcibiade a connu cet autre savoir, cette parole capable de le rendre honteux de lui-même. Mais Alcibiade nous dit qu'aussitôt qu'il s'éloigne du pouvoir de cet homme – et en fait il ne peut que s'en éloigner, tant son pouvoir sur lui est puissant, – il tombe de suite sous le charme banal « que la foule me témoigne » (216 b). Alcibiade est rapidement érigé en maître de la foule, « idéal du moi » des autres qui ne saurait être pour lui-même que son propre « moi idéal », si l'on suit la lecture lacanienne de *Psychologie des masses et idéal du moi*. Socrate occupe pour lui-même ce point idéal d'où il se voit lui-même honteux, manquant de quelque chose d'essentiel : « Je me dérobe donc à ce maître par la fuite, et, quand il m'arrive de l'apercevoir, j'ai honte au souvenir de mes aveux passés ! Bien des fois même, je verrais avec joie qu'il fût disparu du nombre des hommes ! » (216 b-c). Autrement dit, Socrate en sait trop : aux yeux d'Alcibiade c'est une valeur qu'il a « en plus ». Mais s'il en sait autant, c'est parce qu'Alcibiade lui a confié ses aveux le plus intimes : c'est le fait de les avoir avoués qui donne ce pouvoir à Socrate, et non l'inverse. C'en est même la version psychanalytique de la confiance : d'habitude, on suppose que c'est parce qu'on fait d'abord confiance à l'autre qu'on peut ensuite lui avouer des choses. L'expérience prouve que c'est parce qu'on avoue ses choses intimes à l'autre d'abord, qu'on finit ensuite par lui faire confiance. C'est de ce mouvement-là que témoigne, nous semble-t-il, Alcibiade : l'*agalma* qu'il suppose à Socrate est postérieur aux déclarations amoureuses et intimes[14].

SOCRATE AMOUREUX ?

Malgré tout ce que nous avons entendu à propos de Socrate, Alcibiade considère qu'il ne l'a pas encore démasqué, et qu'il le fera par la suite : cela concerne surtout la disposition amoureuse qu'a Socrate envers les jeunes gens. Mais en

13. LACAN, « Proposition du 9 octobre », *Autres Écrits*, p. 582.
14. À propos de l'*agalma*, en plus du commentaire de Lacan dans son séminaire sur le transfert, chapitre X, voir aussi l'étude de GERNET L., « La notion mythique de la valeur en Grèce », *Anthropologie de la Grèce Antique*, Paris, Flammarion, 1995, p. 127-130 et suivantes.

réalité c'est envers ceux-ci que Socrate est dans le faire-semblant et dans la tromperie. En effet, Robin attire notre attention sur le fait qu'Alcibiade ajoute, après avoir inauguré cette nouvelle accusation contre Socrate – à savoir son attitude face aux jeunes gens – cet autre trait de caractère : « Autre trait encore : son ignorance est générale et il n'y a rien qu'il sache ; du moins son apparence est telle ! » (216 d). Ces deux affirmations doivent être mises en parallèle : de même qu'il fait semblant d'être « amoureux » des jeunes gens, de même, il est complétement ignorant en « apparence ». Alcibiade déclare :

> « Cela n'est-il pas dans le genre silène ? Hé ! on ne peut plus ! En fait, ce sont là dehors dont le gaillard s'enveloppe, à la façon du silène sculpté. Mais le dedans, une fois le silène entr'ouvert, de quelle quantité de sagesse il regorge » (216 d).

La référence aux Silènes est double : d'une part, la « paillardise » des Silènes et des Satyres est très connue et, d'autre part, ils sont laids à l'extérieur, mais à l'intérieur possèdent des « richesses », des savoirs. À l'extérieur ils ressemblent à Pénia, mais à l'intérieur il y a du Poros. Socrate fait semblant d'être amoureux des beaux garçons, de la même manière qu'il fait semblant de tout ignorer : « Il passe toute sa vie à faire le naïf et l'enfant. » Sauf qu'aussitôt que ce silène si particulier s'entrouvre, il montre ses figurines « d'une beauté si complète », les *agalmata* qu'il possède à l'intérieur, tellement on tombe sous son charme, qu'on n'a qu'à exécuter ce qu'il commande ! (217 a).

C'est Alcibiade qui est tombé sous son charme, lui, le beau garçon ! Et c'est le disgracieux silène qui le maniait à sa guise :

> « Or, comme je croyais à son sérieux quand il parlait de la fleur de ma beauté, je crus qu'il y avait là pour moi une aubaine (ἕρμαιον) et une merveilleuse fortune : j'avais le moyen, en accordant à Socrate mes faveurs, de l'entendre me dire tout, oui, tout ce qu'il savait ! » (217 a).

Remarquons deux choses : d'une part, qu'il veut échanger sa beauté pour le savoir de Socrate et, d'autre part, que, tout comme Agathon (175 d), c'est par le contact des corps, par « les faveurs » qu'il lui offrait, qu'il voulait obtenir ce gain de savoir.

La nuit dans la nuit

Dans la suite de l'éloge de Socrate, Alcibiade s'explique sur les différentes tentatives de séduction qu'il avait entreprises à l'égard de son maître, tout en gardant sa place de bien-aimé, d'*érôménos* :

> « Je m'attendais qu'il m'entretiendrait tout aussitôt de cela même qui, pour un amant en tête-à-tête avec ses amours, doit être l'objet de leur entretien [...] Mais non ! rien de tout cela ne se produisit. Bien au contraire [...] il me planta là

et partit » (217 b) ; « Ainsi, il partageait mes exercices, luttant maintes fois avec moi sans témoins [...] je n'y gagnais absolument rien » (217 c).

Déception donc, jusqu'au moment où s'opère un renversement, précisément lorsqu'il il commence à se comporter, lui, comme un *érastès* : « Je l'invite donc à venir dîner avec moi, à la façon, tout bonnement, d'un amant qui veut tenter quelque chose sur un bien-aimé » (217 c). Et c'est autour de cette manifestation du désir qu'il dit se sentir « honteux » (217 d).

Alcibiade entre dans les détails les plus intimes en expliquant à l'assistance du banquet la scène sur le lit avec Socrate : autant dire que ce qui est en train de se passer au banquet n'est que la « catharsis » de ce qui était advenu jadis, sur un lit, entre eux deux, Socrate et Alcibiade. De même qu'il y a eu un banquet dans le banquet (le banquet de Poros), de même il y a eu une nuit dans cette nuit du banquet en -416, et un lit antérieur au lit actuel où se trouvent les deux personnages. Ainsi, alors que Socrate « se reposait sur le lit qui était contigu au sien » (217d), Alcibiade déclare avoir été atteint d'une sorte de « délire philosophique » (τῆς φιλοσόφου μανίας), qui ne tardera pas à devenir une sorte d'« humiliation » : « L'état de l'homme qu'une vipère a mordu est aussi celui où moi-même je suis » (217 e). Mais avant de poursuivre, il profère cette formule qui servait à proclamer les cultes orphiques, évoquant par là-même l'idée d'une initiation : « Appliquez-vous sur les oreilles des portes très épaisses ! » Mais quelle aurait été cette initiation ? Entendons Alcibiade, racontant le court dialogue avec Socrate, allongés comme ils étaient sur un lit, sous les couvertures :

> « Socrate, tu dors ? – Pas du tout, me répondit-il – Eh bien ! sais-tu quelle idée m'est venue ? [...] Tu es, à mon idée, un amant digne de moi, le seul qu'il y ait, et je vois bien que tu hésites à me faire ta déclaration » (218c).

Alcibiade est ainsi dans cet état que Lacan a pu appeler de « méconnaissance » du moi : on peut parler ici des « préjugés » du moi d'Alcibiade qui suppose l'autre épris de lui, pouvant ainsi lui-même s'offrir comme son *érômènos*, supposant ainsi qu'il a ou qu'il est l'objet qui peut combler cet autre. Bref : on peut affirmer qu'Alcibiade « se fait objet » du désir qu'il suppose à l'autre, pour le tromper, comme lorsqu'on ruse avec un Silène. Voici les propos d'Alcibiade :

> « Mais moi, voici quelles sont mes dispositions : il est, j'estime, tout à fait stupide de ne pas te complaire là-dessus, aussi bien que dans n'importe quel autre cas où tu aurais besoin, soit de mes biens, soit de mes amis. Il n'est rien en effet à quoi je sois plus respectueusement attaché qu'à m'améliorer le plus possible, et c'est la tâche dans laquelle je ne pense pas pouvoir être, par personne, assisté avec plus de maîtrise que par toi » (218 d).

On sait de quelle manière Socrate déclinera l'offre, à l'instar de la réponse donnée à Agathon au début du dialogue : si Alcibiade a perçu un type particulier de beauté chez lui, Socrate, incomparable et incommensurable à la beauté corporelle d'Alcibiade, ce serait « troquer du cuivre contre de l'or » que de céder à ses avances[15].

Au sujet des « avances » d'Alcibiade, Lacan pose une question très pertinente : si Alcibiade sait déjà qu'il est l'aimé de Socrate, s'il sait qu'il ne pourrait en être autrement, à quoi bon persister dans ses tentatives de séduction visant à obtenir de Socrate un « signe » de son désir ? Lacan insiste à deux reprises en se demandant « Alors, que veulent dire ces manœuvres de séduction[16] ? » Ces tentatives traduisent rien de moins qu'un changement opéré en lui, de telle manière que maintenant c'est lui, Alcibiade, qui est devenu l'*érastès* de Socrate, en raison précisément du fait que ce dernier n'a pas cédé à ses avances. Si Socrate est l'antécédent du psychanalyste, cette conduite qui était la sienne, serait un antécédent de l'abstinence sexuelle requise dans une analyse. Mais l'abstinence sexuelle traduit-elle une « neutralité » ? Rien n'est moins sûr, et le comportement de Socrate est loin d'être dépourvu de malice. C'est ainsi qu'Alcibiade est tombé dans un piège, dont le piège du « lit à trois » avec Agathon ne saurait être qu'une grimace. Mais pourquoi faut-il être trois pour aimer ? Ce qu'Alcibiade nous dit c'est que Socrate contient en lui un savoir : contre toute attente, puisque Socrate dit et redit qu'il ne sait rien. Pourtant, précisons-le, Socrate dit ne savoir qu'une seule chose : c'est sur l'amour qu'il est savant. L'idée de Lacan est d'affirmer que, précisément, parce qu'il sait quelque chose sur l'amour, il ne peut pas se manifester comme *érastès* à l'égard d'Alcibiade : mais il peut et doit se manifester comme « *érastès* » à l'égard du reste, y compris des Agathon et d'autre jeunes gens. Un *érastès* un peu différent, certes. Bref : parce qu'il est savant en amour, parce qu'il n'en est pas dupe, il ne peut pas aimer : « Et nous dirons que c'est parce que Socrate sait, qu'il n'aime pas[17]. »

À PARTIR DE QUAND *DONC* DEVIENT-ON UN *ÉRASTÈS* ?

Quand on aime, on est femme, dira Lacan. Et concernant Alcibiade, Lacan paraît avoir une position très claire : « Alcibiade fait ici à Socrate une scène féminine[18]. » Doit-on ajouter : « Quand on aime, on n'est plus un *érôménos* ? »

15. Notons une certaine correspondance avec la réponse donnée à Agathon à propos du passage du vase plein au vase vide au début du *Banquet*, et du fait que c'est Agathon qui perdrait dans l'échange : « Si c'est ainsi que se comporte pareillement le savoir, j'apprécie hautement le fait d'être auprès de toi sur ce lit ; car j'imagine que, partant de toi, beaucoup de beau savoir viendra m'emplir ! » (175 e). Celle-ci serait une sorte d'ironie (avec un sens inversé) de la réponse donnée à Alcibiade à propos du cuivre et de l'or – le rapport est à nouveau incommensurable.
16. *Le Transfert*, p. 187.
17. *Le Transfert*, p. 188.
18. *Le Transfert*, p. 192.

Tout ce que nous avons formulé jusqu'à maintenant va dans ce sens : c'est le passage d'un état à l'autre qui est déterminant et qui fait que l'on aime. L'amour c'est ce passage, ce manque qui se manifeste d'un état à l'autre d'une position subjective. Ce serait le paradoxe fondamental de l'amour selon *Le Banquet* : quand on aime, on n'est plus un *érôménos*, car on se reconnaît comme *érastès*. Mais c'est dans un troisième temps que l'on deviendra un *érastès* malicieux, un *érastès* qui sait quelque chose sur l'amour. Si l'on souffre en raison d'un amour, on ne peut le faire qu'en tant qu'on a quitté son rôle d'*érôménos*, comme le fait Alcibiade : c'est à partir de cette souffrance-là, de ce manque, que Lacan conçoit « la métaphore de l'amour ». Il n'y a que les *érôménos* qui souffrent, au moment où ils se réveillent à l'amour et au désir, entendons par là : quand il se reconnaissent comme désirants, comme *érastès*.

C'est ainsi que l'on peut comprendre la métaphore de l'amour : une « première métaphore de l'amour », isolée par Lacan, selon laquelle « l'aimé devient aimant », ce qui est le cas d'Alcibiade. S'il s'agissait de l'*érastès* en tant que tel, on n'aurait pas besoin de parler de « métaphore » : si Lacan le fait c'est parce qu'il vise le changement, le renversement, le point où cela bascule dans une autre position subjective. Nous nous trouvons donc face à un paradoxe, similaire à celui de Pénia et de son désir de sortir de son état de pauvreté, sauf que le paradoxe de Pénia montre un deuxième temps de l'évolution du désir. Pour devenir riche, on doit auparavant être pauvre : inversement, pourrait-on dire, pour devenir un *érastès* (Pénia), on doit avant avoir été un *érôménos* (Poros). Pausanias ne nous a-t-il pas suffisamment parlé des *érastès*, assez en tout cas pour que nous nous fassions une idée de leur nature ? Mais l'*érastès* dont nous parle Pausanias n'est pas innocent, tout comme Pénia n'est pas innocente pour la simple raison qu'elle connaît son état d'ignorance : l'*érastès* de Pausanias a déjà été initié à la perte de son statut d'*érôménos*, il calcule, il ruse et ne subit aucune sorte d'humiliation. Rien ne l'arrête. L'*érastès* de Pausanias n'a pas honte. Or ce n'est pas ce que nous dit Alcibiade. On peut bien sûr résoudre le paradoxe en disant que l'amour vécu avec Socrate n'est pas un amour comme les autres, mais il nous semble que nous risquons de jeter le bébé avec l'eau du bain si nous bouclons ainsi notre questionnement : le passage de l'état d'*érôménos* à l'état d'*érastès* est la découverte du *Banquet*, tout comme la traduction de ce passage sous le nom de « métaphore de l'amour » est la découverte originale de Lacan. À partir de quand devient-on un *érastès* ? A partir du moment où l'on n'est plus un *érôménos*, et pas autrement. Cette « perte », cette honte, cette « humiliation » traduit un changement de position subjective en même temps qu'elle est la matrice du discours analytique, comme nous le verrons plus loin.

Reprenons l'idée de Lacan selon laquelle c'est « parce que Socrate sait, qu'il n'aime pas ». Qu'est-ce que cela veut dire sinon que Socrate, en tant qu'*érastès*, a été initié à l'amour ? Pensons d'ailleurs au possible parallèle entre Socrate et Pénia : celle-ci sait qu'elle est ignorante, ce qui la distingue des sages qui savent et des ignorants qui ne savent pas qu'ils sont ignorants. Le savoir dont il s'agit pour Socrate est proche de ce savoir sur l'ignorance que Strauss prête à Pénia : il en sait très peu, mais suffisamment[19]. Socrate, par son ironie, dit n'être rien du tout. Il précise : fais attention, Alcibiade, détrompe-toi à propos de mes « *agalmata* », il n'y a rien de tel (218 e – 219 a). Autrement dit, à l'intérieur, il n'y a pas les trésors que tu imagines. Mais attention : cela signifie que ce n'est précisément pas le « plein » des trésors qui cause l'amour, mais bien plutôt un vide, un manque. Il est remarquable que Lacan revienne, vers la fin de son commentaire sur *Le Banquet*, sur la question que nous avons sans doute trop évoquée, celle de l'amour conçu comme un remplissage[20]. Mais précisément, s'il revient sur cette question, c'est pour renverser la perspective, pour signaler que, sur ce point, le vide, le creux, peut plus que le plein. Et quel est ce « vide » ? Le fait que Socrate ne manifeste pas son désir : c'est cela son « savoir » en acte, au-delà de tout *logos*. C'est son « désir en réserve », qui engendre un savoir en réserve, ainsi que la réserve de tout savoir supposé. Il s'agit d'un désir qui ne se manifeste pas comme un désir de quelque chose, il s'agit d'un désir auquel « aucun objet » ne saurait suffire. Et c'est ce « désir en réserve » qui fait de Socrate un *érastès* dont la visée du désir est très lointaine, un désir à tel point non manifesté qu'il le rendra désirable à son tour.

La deuxième métaphore de l'amour

Reprenons donc : l'aimé n'a pas assez d'expérience sur l'amour, ce qui fait qu'il tombe facilement dans le piège, il *est* l'*érôménos*, et on doit se comporter comme tel à son endroit, mais qu'en est-il lorsque ce n'est plus le cas et que, de ce fait, l'*érôménos* se manifeste lui-même comme un *érastès* ? J.-A. Miller prétend isoler une « deuxième métaphore de l'amour[21] », à côté de celle décrite par Lacan, hypothèse que nous allons prendre très au sérieux. À quel moment donc se produit cette deuxième métaphore ? Au moment où un *érastès* – ici Socrate, parce qu'il sait ce que c'est que l'amour, parce qu'il a déjà été détrompé à son tour, parce qu'il a été initié, – aime plus que son *érôménos*, aime au-delà, est désirant par-delà tout objet du désir. Évidemment, ce n'est pas le cas de la plupart des *érastès* dont le portrait nous a été dépeint pas Pausanias. Socrate est un *érastès* très différent. Socrate est un *érastès* qui désire « autre chose », et c'est par ce désir d'autre chose, d'un au-delà de tout aimé et de tout objet qui serait à sa portée, qu'il devient lui-même un *érôménos* pour son *érôménos*, il devient

19. *Sur le Banquet*, p. 222.
20. *Le Transfert*, p. 191.
21. Miller J.-A., « Les deux métaphores de l'amour », *La Cause Freudienne*, Actes, n° 18, juin 1991, p. 219.

par là-même désirable, mouvement par lequel son *érôménos* habituel (Alcibiade, par exemple) peut devenir « désirant ». Alcibiade finit son propos en énonçant cette « deuxième métaphore de l'amour », par où l'*érastès* devient l'amoureux et l'*érôménos* devient l'*érastès* : « Le gaillard berne en faisant l'amoureux, alors qu'il tient plutôt le rôle du bien-aimé au lieu de celui de l'amant » (222 b). C'est ce savoir qui ferait que Socrate bénéficie d'une sorte d'aura, d'un *agalma* de savoir[22].

Nous avons déjà évoqué une certaine parenté existante entre le personnage de Socrate et celui de Pénia dans la mesure où tous les deux avaient conscience de leur manque de beauté, de sagesse, de richesse. Le fait que l'éloge de Socrate fait par Alcibiade mette l'accent sur le désir, le fait que Socrate fasse semblent d'être l'amoureux, montre bien que ce dernier est loin d'une quelconque « neutralité » quant au désir. Bien loin de là, il faut que Socrate désire, il faut que ce désir apparaisse sous la forme du désir amoureux, *mais parce que précisément il ne l'est pas*, pour qu'il soit élevé à la catégorie d'un démon. Pas de démon sans cette ambiguïté quant au désir : un désir « intermédiaire » entre le « manque d'objet » et « l'objet du désir ». Il s'agit d'un « objet intermédiaire », c'est du Donald Winnicott avant la lettre. C'est par ce biais que Socrate et Eros se rejoignent : il ne s'agit pas de « désir de », mais du désir en tant que tel, ce qui est à l'origine de son atopie, de son aporie, de sa nature inclassable. En cela, le désir de Socrate est un appel, comme l'indique Hadot : « Comme Socrate, Eros n'est qu'un appel, une possibilité qui s'ouvre, mais il n'est pas la sagesse, ni la beauté en soi[23]. » Ce que Lacan appelle « le désir de l'analyste » est aussi un « appel », c'est pourquoi il peut être une arme redoutable, qui ne peut être utilisée par n'importe qui sur n'importe qui d'autre. La comparaison avec les Silènes montre bien deux choses : premièrement, que la beauté extérieure ne compte pas, qu'elle est trompeuse et, deuxièmement que, même si l'aspect extérieur cache l'accès à une beauté intérieure, cette dernière ne saurait être non plus le ressort du désir que le dispositif silénique engendre. Car même si les Silènes dont parle Alcibiade contiennent des statues des dieux, « les Silènes eux-mêmes ne sont pas les statues. Ils s'ouvrent seulement pour permettre de les atteindre[24] ». La clé est dans l'ouverture, si l'on peut s'exprimer ainsi, et non dans le trésor caché : c'est l'accès qui compte. On peut supposer que toute la théorie lacanienne à propos de l'*agalma* réside dans cette puissance d'ouverture : c'est l'accès au signifiant qui fait miroiter le prestige de l'*agalma* et non l'inverse[25]. Lacan précise cette

22. Remarquons qu'à la fin du dialogue *Alcibiade*, un renversement similaire est aussi évoqué : « Mais j'ajoute toutefois qu'il y a là un risque que nous échangions nos rôles, moi prenant le tien et toi le mien; car rien n'empêchera maintenant que je te suive pas à pas, et que tu trouves en moi ton pédagogue » (135 d), trad. J.-F. Pradeau. On voit comment Alcibiade songe à rétablir une symétrie.
23. *Éloge de Socrate*, p. 54.
24. *Éloge de Socrate*, p. 54.
25. Nous employons le mot « prestige » en nous appuyant sur l'usage qu'en fait Lacan dans son texte « Intervention sur le transfert », *Écrits*.

manœuvre où Socrate se soustrait à son interlocuteur : « Il se fait ainsi absent au point où se remarque la convoitise d'Alcibiade[26]. »

Si Socrate n'est autre chose qu'un appel, un appel au savoir, alors, il ne pourra jamais être lui-même cette beauté et cette sagesse : il n'empêche que cet appel comme tel est « oublié » et ne reste que l'*agalma*, la beauté dont il est revêtu, d'autant plus qu'il n'est pas beau. C'est ainsi que l'on pourrait comprendre cette affirmation énigmatique formulée par Lacan : « Qu'on dise reste oublié derrière ce qui se dit dans ce qui s'entend[27]. » L'appel de Socrate à que l'on dise, à savoir son désir comme moteur et comme désir d'autre chose, est oublié, et ce n'est que ce qui est découvert par le dire, par le signifiant, quand on l'entend, qui prendra le statut d'*agalma*. Ainsi, Socrate reprend Alcibiade à propos de sa « beauté », beauté par laquelle il est ébloui : « Tu vois sans doute en moi une beauté inimaginable et bien différente de la grâce que revêt ton aspect physique [...] Mais, bienheureux ami, fais bien attention, de peur que tu n'ailles t'illusionner sur mon compte, car je suis rien » (218 e – 219 a). Socrate avertit ainsi Alcibiade : comme le signale Pierre Hadot, c'est le fils de Poros et Pénia qu'Alcibiade aime en Socrate et nullement Aphrodite.

L'interprétation de Socrate

Arrivé à ce point du dialogue, Alcibiade persiste à vouloir dénoncer Socrate et, selon celui-ci, nous le verrons, à continuer de berner les autres, là où précisément Socrate s'est montré invincible :

> « Le gaillard berne en faisant l'amoureux, alors qu'il tient plutôt le rôle du bien-aimé au lieu de celui de l'amant. Ainsi je te conseille à toi, Agathon, de ne pas te laisser berner par cet homme-là ! » (222b).

Cet avertissement donne lieu à ce que Lacan appelle l'interprétation de Socrate :

> « Tu me fais l'effet, Alcibiade, d'avoir toute ta tête ! Autrement, bien sûr, jamais tu n'aurais, avec une pareille adresse, cherché à dissimuler derrière un rempart de circonlocutions le but où tendait tout ce que tu as dit. Et c'est accessoirement [...] que tu lui as fait une place dans la fin de ton discours : comme si tout ton langage n'avait pas ce but déterminé, de nous brouiller, Agathon et moi, sous prétexte que moi je suis obligé de t'aimer, toi et personne d'autre, et que, de son côté, Agathon l'est de se laisser aimer par toi, et pas par un seul autre ! » (222 c-d).

Voici l'interprétation de Socrate : Alcibiade voulait le démasquer, mais en fait c'est Alcibiade qui l'a été. Nous avons déjà attiré l'attention sur le fait que le nom Agathon commence par le mot « *agalma* », on pourrait pousser l'analogie encore plus loin : en comparant Socrate à un Silène qui recèle des *agalmata*, Alcibiade

26. *Le Transfert*, p. 191.
27. « L'étourdit », *Autres Écrits*, p. 449.

avoue sans le vouloir qu'en recherchant Socrate, cette nuit du *Banquet*, il veut trouver des Agathons[28].

C'est autour de cette interprétation de Socrate (le but de l'éloge d'Alcibiade est, secrètement, d'approcher Agathon) que l'on peut faire venir à la discussion la théorie lacanienne de l'*agalma*. Si Socrate signifie à Alcibiade « ce n'est pas pour moi que tu as parlé, c'est pour Agathon », il est clair que cette interprétation ne réfute en rien la « vérité » articulée par Alcibiade dans son éloge de Socrate : bien au contraire, elle la confirme. Que l'éloge du « voisin de droite » vise le voisin de gauche n'invalide pas le fait qu'Alcibiade se soit adressé jadis à Socrate en visant son voisin du dedans (l'*agalma*). Ainsi, selon l'idée de Lacan, Socrate manœuvre son rapport avec Alcibiade de la même manière que le ferait un psychanalyste : dans le transfert, il interprète dans le sens d'un tiers, d'une « tercérité », et non pas en renforçant le tête-à-tête transférentiel entre l'analyste et l'analysant avec des « interprétations du transfert[29] ».

La cause du transfert est ailleurs, chez Agathon, même si le personnage Agathon n'est qu'un masque de la pulsion – seule vraie « cause » du transfert. Alcibiade essaie de berner Agathon : il sait que Socrate sait, qu'il est suffisamment averti pour ne pas tomber dans un piège, après le souvenir de la nuit mémorable. L'explication de la tromperie manquée envers Socrate ne pouvait être qu'un nouvel essai de tromperie. Mais Socrate ne se fera pas avoir cette fois-ci non plus : Alcibiade vise Agathon, de la même manière que jadis il visait les *agalmata* de Socrate. D'une certaine manière, Alcibiade a compris la leçon de la nuit mémorable passée avec Socrate, il a donc été bel et bien « mordu » par la vipère, mutant de son statut d'*érôménos* à celui d'*érastès*, comme il le montre maintenant, à nouveau, en voulant séduire Agathon[30].

Alcibiade « avait bien l'air de n'avoir pas cessé d'être amoureux de Socrate ! » (222 b), à ceci près qu'être amoureux implique nécessairement la tromperie de se présenter, à l'autre qu'on aime, comme incarnant l'objet qui lui manque. Mais, de plus, celui qui aime se trompe aussi : l'autre, l'aimé, n'a pas non plus ce dont l'amant manque. La tromperie est double, voilà la leçon du *Banquet*.

UN LIT À DEUX ÉTAGES

Pourtant, nous ne pouvons pas négliger une opération qui se produit probablement en trois temps, sur deux scènes et sur deux lits différents : 1. Sur le lit 2 (L2), la nuit du banquet, Alcibiade est déjà dans un « moment de conclure » qui se superpose, mais qui ne se confond pas, avec 2. le lit 1 (L1), celui sur lequel est

28. Nous devons cette remarque à J.-C. Milner.
29. Sur ce sujet, nous renvoyons à notre livre : *Le transfert, de Freud à Lacan*, PUR, 2009.
30. Autrement dit, même s'il persiste à vouloir berner les autres, dans ses tentatives d'intrigue et de séduction, Alcibiade n'est plus le même depuis sa nuit mémorable.

advenue l'humiliation et la honte, où il s'est confronté au « *Che vuoi* ? » de Socrate. Sur ce dernier lit (L1), il a passé d'*érômenos* à *érastès*, sur L2, il est déjà un *érastès* plus qu'accompli. Au milieu, on peut supposer un « temps pour comprendre » la scène vécue avec Socrate, laquelle prendra tout son sens avec « l'interprétation de Socrate » : tu cherchais dans mes *agalmata* (L1), ce que tu continues à chercher sur L2 : des Agathon. Dans les deux situations, Alcibiade se trompe : il était ébloui par les *agalmata*, il continue à être ébloui par les « Agathon ». On ne peut méconnaître que l'étrange nuit avec Socrate est racontée au passé, et que c'est dans « l'actualité du transfert » qu'Alcibiade répète le même ratage advenu en tant qu'*érômenos* : dans les deux cas, il y a erreur sur la personne.

SOCRATE ANALYSTE ?

Il va sans dire que Socrate est un être sans pareil. La description faite par Alcibiade vers la fin de son éloge ressemble sur beaucoup de points à celle faite par Diotime à propos d'*éros* (219 e – 221 b). Socrate *est* le désir même. C'est la raison aussi pour laquelle il se définit comme parfaitement ignorant en même temps que comme un savant en érotique : ὃς οὐδέν φημι ἄλλο ἐπίστασθαι ἢ τὰ ἐρωτικά (177 d). Mais ce double aspect, à savoir un parfait ignorant en même temps qu'un savant en amour, fait de lui un être redoutable qui ensorcelle ses interlocuteurs. En effet, Socrate se dédouble « pour couper son adversaire en deux[31] » : ce procédé est opérant quand il confronte Alcibiade à une sorte de « *Che vuoi* ? », faisant l'éloge de sa beauté, faisant semblant de l'aimer, alors qu'il ne le désire pas. L'éloge de Socrate fait par Alcibiade en recouvre un autre, celui fait par Socrate à l'endroit d'Alcibiade à propos de sa beauté. La différence évidente est que le « dédoublement » de Socrate est calculé, alors que la « division » d'Alcibiade ne peut être que subie. Il y a ainsi deux opérations distinctes : d'une part, « Socrate faisant chemin avec son interlocuteur exige sans cesse un accord total de son partenaire », écrit Hadot; mais, d'autre part, il faut savoir que cela n'est possible que parce qu'il a auparavant pris « comme point de départ la position de ce partenaire ». Autrement dit, Socrate s'identifie au point de départ, à l'axiome de son interlocuteur. Et l'action de « coupage » de son adversaire est d'autant plus efficace qu'il s'identifie dans un premier temps à cet axiome. Lacan écrirait ce dédoublement et cette identification aux « axiomes » de l'interlocuteur ainsi : $\$ \rightarrow S1$. À partir de cette position assumée par Socrate, il ne reste au partenaire qu'à « admettre peu à peu toutes les conséquences de cette position » qui est la sienne, ce à quoi il n'était sans doute pas préparé. Ces conséquences, grâce à la confrontation socratique avec le *logos*, grâce à la confrontation socratique avec l'*épistémè*, seront en contradiction avec les prémisses premières : « L'interlocuteur se rend compte alors qu'il ne sait pas vraiment pourquoi il agit[32]. » On peut supposer que si les « conséquences »

31. *Éloge de Socrate*, p. 29.
32. *Éloge de Socrate*, p. 29.

de l'axiome de l'interlocuteur lui apparaissent comme « contradictoires », c'est parce que l'interlocuteur est séparé, scindé, rendu étranger à son propre système de valeurs. On peut supposer que Lacan écrirait cette dernière modification ainsi :

$$\frac{S1}{S2}$$

On voit donc pourquoi Lacan a pu assimiler le procédé socratique au discours hystérique :

$$\$ \rightarrow \frac{S1}{S2}$$

Mais est-ce tout ce que l'on peut dire sur la méthode socratique ? N'y en a-t-il pas au contraire bien plus que cela ? Le discours hystérique est corrélé au « dédoublement » de l'agent, de Socrate en l'occurrence. Nous avons déjà cité le paragraphe du *Ménon* où Socrate évoque son propre embarras : s'il ne s'agissait que du discours hystérique, l'interlocuteur de Socrate serait « embarrassé » de ne pas pouvoir répondre au manque du propre Socrate. Or, ce n'est pas de cela dont Alcibiade témoigne. Socrate s'en tire plutôt bien dans son affaire avec Alcibiade, il n'est pas divisé[33]. Comme le signale Hadot, c'est bel et bien l'interlocuteur qui est visé, c'est Lachès qui ne sait pas définir le courage, c'est Euthyphron qui n'est pas capable de tirer toutes les conséquences de ses propos sur la piété. À l'instar de ce qui arrive à Agathon, subitement, l'interlocuteur ne sait plus ce qu'il disait : Lacan met l'accent sur ce déroutement soudain[34], comme le souligne Hadot dans l'ouvrage cité[35]. Cet effet de « coupure », de déroutement soudain, nous paraît important, surtout parce qu'il est bien loin de l'action insidieuse de l'hystérique visant à rendre le maître impuissant : en fait, c'est ce dernier qui est condamné à un travail sans issue, d'autant plus laborieux qu'il ne saurait signifier ce qui « cause » le manque chez l'hystérique.

Le discours dit « de l'analyste » nous semble mieux correspondre à l'opération socratique. Socrate est réduit à n'être rien, à n'être qu'un déchet, c'est l'ironie socratique qui prime en ce sens que « ne rien savoir » peut ici équivaloir à « ne rien être » :

> « Mais, malheureux ami, fais bien attention, de peur que tu n'ailles t'illusionner sur mon compte, car je ne suis rien » (219 a[36]).

---

33. « *Le Banquet*, où s'avoue le désir d'Alcibiade et se masque le désir de Socrate », *Freud et le désir du psychanalyste*, p. 178.
34. Alcibiade déclare « Vous figurez-vous maintenant quel était, après cela, mon état d'esprit ? entre l'idée d'être méprisé, et d'autre part l'étonnement que m'inspiraient la personnalité de cet homme ? » (219 d).
35. *Éloge de Socrate*, p. 29.
36. Selon la traduction de L. Brisson (Ἀλλ', ὦ μακάριε, ἄμεινον σκόπει, μή σε λανθάνω οὐδὲν ὤν). Robin traduit « mon néant réel ».

On a l'habitude de voir dans le savoir du maître une possession (il possède un savoir et un prestige) : l'aimé aspire à posséder ce savoir. Mais Socrate vise l'être et non pas l'avoir : le point crucial est que Socrate *ne savait rien* parce qu'*il n'était rien*. Un commentaire de Nietzsche est sans doute éclairant à ce propos :

> « Il entra dans la mort avec le calme qui fut le sien lorsque, selon Platon, dernier de tous les buveurs, il quitta le banquet dans la première lueur de l'aube pour commencer une journée nouvelle[37]. »

Cette tendance à la mort chez Socrate, signalée aussi par Lacan dans son séminaire sur le transfert, nous semble pointer vers ce que Lacan nomme le « deuil de l'analyste », à savoir le fait d'incarner le déchet, de n'être rien et, surtout, de « ne pas aimer », ce sur quoi Lacan insiste au moment de mieux préciser l'*atopia* de l'analyste qui cédera la place, plus tard dans son enseignement, au « désir de l'analyste ».

37. NIETZSCHE F., *La naissance de la tragédie*, coll. « Folio Essais », trad. Ph. Lacoue-Labarthe, p. 86. Paragraphe cité par HADOT, *Éloge de Socrate*, p. 65.

Cinquième partie

La cure par la parole

Chapitre 8

AMOUR ET CHANGEMENT DE DISCOURS

Comme le signale Claude Lévi-Strauss dans sa fameuse préface de *Le cru et le cuit*[1], aucun mythe ne vaut plus qu'un autre et aucune version d'un mythe ne vaut plus qu'une autre : il n'y a pas de « mythe de référence » à proprement parler. Lacan, quant à lui, a résumé cette idée par sa phrase « il n'y a pas de métalangage », autrement dit, il n'y a pas un langage qui soit supérieur à un autre qui serait pris comme « langage objet ». On devrait garder en tête cette perspective à l'heure de revenir à la lecture que Lacan fait du *Banquet* de Platon. D'une part en effet, il y aurait une dette de Lacan vis-à-vis du *Banquet* si, comme le suggère J.-A. Miller, le mythe de la « lamelle » de Lacan est inspiré du mythe que Platon prête à Aristophane dans ce dialogue. Mais, d'autre part, et suivant la thèse de Lacan à propos de l'antécédent historique du psychanalyste que constitue l'existence même de Socrate, on peut supposer que quelque chose en Socrate fait « travailler » Lacan, tout comme cela arrive à Menon, Lachès ou Euthyphron. Nous avons déjà relevé le propos marquant de Lacan quand il avoue ceci : « Ce Socrate me tue. » Qu'est-ce que cela veut dire sinon le fait qu'il ne saurait se soustraire aux effets de l'*atopia* de Socrate et à ce qu'il y a en lui de « manifestation du réel » ? Voici la phrase que Lacan aurait prononcée le jour de son séminaire :

> « À la vérité, quand on s'efforce d'accommoder, d'approcher, d'imaginer, de se fixer, sur ce que pouvait être effectivement ce personnage, croyez-moi, c'est fatigant. L'effet de cette fatigue, je ne pourrai mieux le formuler que sous les mots qui me sont venus un de ces dimanches soirs – *Ce Socrate me tue*. Chose curieuse, je me suis réveillé le lendemain matin infiniment plus gaillard[2]. »

Si ce propos est censé approcher une vérité, pourquoi ne pas concevoir que tout le commentaire du Banquet n'est qu'un prolongement de cette phrase, *Ce Socrate me tue*, phrase qui apaise l'effet suscité chez Lacan par Socrate ? Devons-nous penser que le traitement du « cas Socrate » réalisé par Lacan est

---

1. Lévi-Strauss C., *Le cru et le cuit*, Paris, Éditions du Plon, 1964.
2. *Le transfert*, p. 103.

analogue à celui effectué par Platon lui-même en écrivant le *Banquet* et les autres dialogues ? Telle pourrait être notre hypothèse. C'est ainsi en tous les cas que nous avons lu le séminaire de Lacan sur le transfert.

La thèse de Lacan est que Socrate est l'antécédent du psychanalyste, et nous pouvons bien imaginer pourquoi : ce personnage a produit chez certains (y compris chez Lacan ?) une rectification semblable à celle qu'on attend d'une analyse. Lacan stipule que Socrate est l'antécédent du psychanalyste, et non pas de la psychanalyse. Pour que cela eût été le cas, il lui aurait fallu l'impact du dispositif de la science moderne, du sujet de la science, ce qui a été le cas pour Freud, confronté comme il l'a été à la fois à l'exigence d'un savoir « en plus », qui caractérise le dispositif du savoir scientifique, et à son Socrate à lui, à savoir Robert Fliess. Socrate a été sans doute le premier – pas le dernier – « psychanalyste » de l'histoire, Freud, quant à lui, en est devenu le premier analysant. Nous connaissons l'hypothèse de Lacan.

L'hystérie et la science

Lacan a pu affirmer que la science moderne fonctionne comme le « discours hystérique », ce qui ne peut être que paradoxal[3] : que veut-il dire au juste ? La science fonctionne comme l'hystérie au niveau de ce que l'on peut nommer le « sujet de la science ». Il n'y a guère que Lacan qui ait parlé d'un tel « sujet ». En effet, partons de cet énoncé de Lacan, aussi paradoxal que l'assimilation de la science à l'hystérie, comme Lacan lui-même l'avoue : le sujet sur lequel opère la psychanalyse n'est autre que le sujet de la science[4]. Cette équation de Lacan, concernant l'identité entre le sujet de la science et celui de la psychanalyse, devrait beaucoup à Max Weber. En 1917, peu avant sa mort, Weber donne une conférence dans une université allemande, intitulée « *Wissenschaft als Beruf* », que l'on traduit par « La science comme vocation ». L'idée centrale qu'il défend dans cet exposé est que « le travail scientifique est solidaire d'un *progrès*[5] ». Empressons-nous de préciser que le progrès dont il est question ici – en italique dans l'original – se distingue de toute idée progressiste, c'est-à-dire du signifiant « *progrès* » considéré comme faisant partie d'un ensemble de valeurs. Par exemple, l'œuvre d'art, dit Weber, ne vieillit pas, au contraire, elle gagne de la valeur avec le temps. Alors que dans le domaine scientifique, une œuvre vieillit à peine achevée. Weber écrit : « Quel est le destin, ou plutôt la signification à laquelle est soumis et subordonné, en un sens tout à fait spécifique, tout travail scientifique, comme d'ailleurs aussi *tous les autres éléments de la civilisation qui obéissent à la même loi*[6] ? » Ce qui nous intéresse ici, c'est que

3. *Autres Écrits*, p. 436.
4. *Écrits*, p. 858.
5. WEBER M., *Le savant et le politique*, 10/18, 1963, p. 87.
6. *Le savant et le politique*, p. 87 (nous soulignons).

Weber pense non seulement à la science mais aussi à « d'autres éléments de la civilisation ». Admettons que la psychanalyse puisse y être incluse. La réponse de Weber est : toute œuvre scientifique est destinée à vieillir et à être remplacée par une autre. Aussitôt qu'une théorie est publiée, elle a déjà vieillit, elle n'appartient plus au champ de la science en tant que « plus-de-savoir[7] », elle ne fait plus partie de ce que Lacan, concernant la fonction du psychanalyste, définit comme étant au centre de sa fonction. Cette fonction du psychanalyste s'éloigne de la position socratique définie par un non-savoir :

> « Il est clair que du savoir supposé, il [l'analyste] ne sait rien. [...] Pointons ce fait pour y réduire l'étrangeté de l'insistance que met Freud à nous recommander d'aborder chaque nouveau cas comme si nous n'avions rien acquis de ses premiers déchiffrements[8]. »

C'est ainsi que, pour Lacan, l'analyste mise sur un « savoir en plus », plutôt que sur un non-savoir socratique : « Ceci n'autorise nullement le psychanalyste à se suffire de savoir qu'il ne sait rien, car ce dont il s'agit, c'est de ce qu'il a à savoir[9]. » Cet « à savoir », ce savoir qu'il ne connaît pas encore et qui viendrait « en plus », est forcément antinomique du savoir déjà constitué de la science ou de ce que l'on sait sur un « cas ». « En principe ce progrès se prolonge à l'infini », ajoute Weber anticipant un mot cher à Alexandre Koyré. Si « sujet de la science » il y a, il ne peut être que le mécanisme, et même le circuit, du « plus-de-savoir », plus de savoir qui fait que tout savoir est insuffisant et que, dès qu'il est su, il ne fait plus partie du « à savoir ». De ce fait, il ne peut être qu'un « fragment » de savoir (le mot est de Weber[10]).

Nous n'avons pas besoin d'une très grande imagination pour apercevoir l'analogie possible qui existerait entre ce qui vient d'être décrit à propos de la psychanalyse et de la science, et le commentaire lacanien du « *cogito* » cartésien, de son caractère « discontinu, ponctuel et évanescent ». Dans le séminaire *Les quatre concepts fondamentaux de la psychanalyse*, Lacan prélève les traits essentiels que Gueroult avait déjà attribués au *cogito* cartésien dans les premières cinquante pages de son livre consacré à Descartes[11]. Mais revenons à Weber. Il va sans dire que le « sujet » de la science que nous déduisons de sa conférence ne se confond pas avec l'individu, le scientifique lui-même. Il correspond plutôt au circuit décrit ci-dessus. Il s'agit du circuit propre à la science moderne où le scientifique est propulsé par une insuffisance de savoir, poussée que nous pouvons identifier à cette recherche de la vérité dont Socrate était l'exemple incarné. Aussitôt que l'on sait, le savoir est exclu du circuit, c'est pourquoi il

7. Milner J.-C., *Le juif de savoir*, Paris, Grasset, 2002.
8. *Autres Écrits*, p. 249.
9. *Autres Écrits*, p. 249.
10. *Le savant et le politique*, p. 89.
11. Gueroult M., *Descartes et l'ordre des raisons*, Paris, Aubier, 1953.

s'éloigne de la vérité : aussitôt que l'on devient un « spécialiste », on ne sait rien car on ne saurait rien savoir, hormis le « à savoir », le savoir en plus qui nous rendra ignorants à nouveau – telle est la nature du dispositif. Commençons chaque séance comme si elle était la première, comme si nous ne savions rien à propos du « cas ». Telle est la démarche socratique et tel est le point de connexion entre la science et l'hystérie, toujours prête à ébranler le savoir su.

Amour et rectification subjective

Lacan a pu pointer l'analogie entre Socrate et l'analyste et, plus tard, avec l'hystérie. Pour nous, il n'y aurait pas de contradiction dans ces affirmations : Socrate suscite des changements, des rectifications subjectives, opérant parfois des déplacements d'un discours à un autre, de la même manière que le fait le discours analytique. Lacan stipule que c'est ce pouvoir de rectification et de déplacement qui enveloppe Socrate d'un *agalma*, d'une aura de savoir, ce qui nous donnerait la clé de ce qui advient par l'instauration du transfert. Après tout qu'est-ce que le transfert sinon un « déplacement » ? Ainsi, on peut concevoir certains déplacements qui impliquent aussi et surtout un changement de place : prenons comme exemple le passage, dans le troisième mode d'identification décrit par Freud, par où l'objet d'amour devient un objet d'identification[12]. Affirmer, comme le fait Freud, que Dora « tousse comme son père » veut dire qu'on passe de la demande d'amour, du manque, à l'avoir, et que l'on s'empare d'une place qui n'était pas la nôtre (Agathon dirait sans doute que l'on passe du « vide » au « plein »). Eh bien, on peut supposer que la rectification produite par l'analyse suit le chemin inverse : que l'on passe de l'identification conçue comme une position dans laquelle on se complait, à l'amour et donc au manque. La psychanalyse produit un effet de « desidentification » tout comme Socrate « desidentifiait » ses interlocuteurs à propos de leurs certitudes et des places de maîtres qu'ils revendiquaient. On pourrait dresser la liste des personnalités historiques qui ont connu leur Socrate à un moment donné de leur vie, ce qui a remplacé pour eux, au moins en partie, le besoin de faire une psychanalyse[13].

Interprétation et transfert

Depuis Freud, on ne se lasse pas de répéter que pour interpréter il faut attendre qu'un transfert solide s'établisse. Ceci est considéré comme un canon par la plupart des analystes. Or, cette manière de voir les choses suppose une

12. Freud S., *Psychologie des masses et analyse du moi*, Paris, Payot, p. 169.
13. Notons à ce propos le paradoxe contenu dans l'affirmation de Lacan selon laquelle Alcibiade n'avait pas besoin de « psychanalyse » (*Autres Écrits*, p. 251) : en effet, il a eu droit à son Socrate à la place d'une psychanalyse.

conception très discutable tant du concept d'interprétation que de celui du transfert. Alors que la première serait « ce qu'on dit au patient », le deuxième serait constitué des liens affectifs qui lient le patient à son analyste. Freud lui-même a pu écrire :

> « Abordons maintenant une question essentielle, celle du moment où nous devons commencer à interpréter les dires du patient. Quand est-il temps de lui dévoiler le sens caché de ses idées ? »

Nous constatons que dans ce paragraphe l'interprétation est réduite à ce qu'on dit, en termes d'intervention, au patient. Et Freud d'ajouter :

> « Voici notre réponse : pas avant qu'un transfert sûr, un rapport favorable, aient été établis chez le patient. Le premier but de l'analyse est d'attacher l'analysé à son traitement et à la personne du praticien[14]. »

La notion de transfert est donc centrée sur l'attachement imaginaire à la personne du praticien. Ceci a donné sens, certainement, à l'amalgame fait entre transfert et affect, contre lequel Lacan s'est élevé dès le début de son enseignement. En ce qui concerne le rapport entre interprétation et transfert, lorsqu'il examine la formule qui voudrait qu'on doive attendre que le transfert s'établisse pour pouvoir interpréter, Lacan ne voit là rien d'autre qu'un paradoxe. Ainsi il affirme :

> « Le transfert est le moyen par où s'interrompt la communication de l'inconscient, par où l'inconscient se referme. Loin d'être la passation de pouvoir à l'inconscient, le transfert est au contraire sa fermeture[15]. »

Alors que la tradition psychanalytique ne pouvait que les voir ensemble, Lacan oppose au contraire transfert et inconscient :

> « Cela [le transfert conçu comme fermeture de l'inconscient] est essentiel à marquer le paradoxe qui s'exprime assez communément en ceci – qui peut être trouvé même dans le texte de Freud – que l'analyste doit attendre le transfert pour commencer à donner l'interprétation[16]. »

Mais il est encore plus lapidaire lorsqu'il ajoute :

> « [J]e veux accentuer cette question parce qu'elle est la ligne de partage de la bonne et de la mauvaise façon de concevoir le transfert[17]. »

Nous nous trouvons face à un point très délicat de la technique analytique où la conception que nous avons de l'interprétation devient décisive : l'interprétation ne saurait se limiter à un énoncé proféré et encore moins à une stratégie visant à « réduire le transfert ». Interpréter le transfert, Lacan insiste, est un paradoxe :

14. FREUD S., « Le début du traitement », *La technique psychanalytique*, Paris, PUF, 1953, p. 99.
15. *Les quatre concepts fondamentaux*, *op. cit.*, p. 146.
16. *Ibid.*
17. *Ibid.*

> « Il n'en reste pas moins qu'il y a un paradoxe à désigner dans ce mouvement de fermeture le moment initial où l'interprétation peut prendre sa portée[18]. »

Nous trouvons également une trace de cette question dans l'article de Lacan intitulé « La direction de la cure », où on peut lire :

> « Le grave est qu'avec les auteurs d'aujourd'hui, la séquence des effets analytiques semble prise à l'envers [nous en revenons au fameux paradoxe]. L'interprétation ne serait, à suivre leurs propos qu'un ânonnement par rapport à l'ouverture d'une relation plus large où enfin l'on se comprend[19]. »

Par cette dernière phrase Lacan se réfère explicitement au rapport imaginaire. Dans le même temps, il y a chez Lacan une revalorisation de l'interprétation qui était réduite, par les psychanalystes, au seul « contrôle » du transfert : « L'interprétation devient ici une exigence de la faiblesse à laquelle il nous faut venir en aide. » Dans la page suivante, Lacan reprend sa critique de l'interprétation du transfert lorsqu'il soutient « le transfert dans cette perspective » [celle que nous sommes en train de critiquer avec Lacan] « devient la sécurité de l'analyste, et la relation au réel » [réel à entendre comme réalité imaginaire] « le terrain où se décide le combat. L'interprétation qui a été ajournée jusqu'à la consolidation du transfert » [c'est notre point de départ dans cet exercice] « devient dès lors subordonnée à la réduction de celui-ci ». Et Lacan d'ajouter : « Mais a-t-on observé, à critiquer la démarche de Freud, telle qu'elle se présente par exemple dans "l'homme aux rats", que ce qui nous étonne comme une endoctrination préalable, tient simplement à ce qu'il procède exactement dans l'ordre inverse ? » [Soit donc que l'interprétation précède et produit le transfert] « À savoir qu'il commence par introduire le patient à un premier repérage de sa position dans le réel » c'est-à-dire que Freud donne des balises symboliques, signifiantes, afin de « donner la parole » au patient ?

Lacan prendra aussi appui sur le cas Dora, comme il l'avait déjà fait dans son « Intervention sur le transfert », où Freud commence par « rectifier » la position subjective de la patiente quant à sa plainte, ce qui introduit Dora dans les mouvements dialectiques décrits par Lacan. L'idée est que ce qu'on appelle « rectification subjective » dans l'article « La direction de la cure », est déjà « une première interprétation ». D'autres développements ultérieurs, notamment le fameux « algorithme du transfert[20] », montreront bien que c'est la rencontre entre deux signifiants (S → Sq) qui constituera après-coup le signifiant du transfert. Ceci indique bien que le transfert, ici compris comme la production d'un savoir (ou plutôt d'un « référent » qui ferait exister « l'hypothèse de l'inconscient », comme l'exprime Freud) ne saurait être que la conséquence d'une première

---

18. *Ibid.*
19. « La direction de la cure et les principes de son pouvoir », *Écrits*, *op. cit.*, p. 595.
20. LACAN J., « Proposition du 9 octobre 1967 sur le psychanalyste de l'École », *Autres Écrits*, p. 248.

rencontre qui a le poids d'une interprétation. En effet, Lacan a pu parler de l'algorithme du transfert pour bien montrer que l'efficacité du dit interprétatif se trouve dans la rencontre de deux signifiants. Surtout d'un signifiant *quelconque* – c'est-à-dire sans rapport avec la détermination signifiante dont le sujet est un effet – avec un autre signifiant auquel le sujet s'identifie et qui devient ainsi « le signifiant du transfert ». Cette identification à un signifiant qui représente le sujet au début de la cure, produit un transfert, voire un « amour de transfert ». C'est pourquoi Lacan parle d'algorithme du transfert et commence son écrit par cette phrase : « Au commencement était le transfert. » Il est clair que le transfert ne peut être « au commencement » que s'il y a quelque chose qui le met en place. Ce quelque chose est, pour Lacan, l'articulation de deux signifiants qui produit l'effet d'une première interprétation et ce n'est que par la suite que nous aurons le commencement du transfert. Or, cette première rencontre ne peut naturellement pas être programmée – elle pourra être éventuellement « calculée ». Elle ne peut être « dite » en tant que telle. Elle s'est déjà produite lorsque nous en constatons ses effets.

L'ALGORITHME DU TRANSFERT

Nous avons dit que dans son « algorithme du transfert », Lacan met en évidence que ce qui produit le transfert est essentiellement une « rencontre » entre deux signifiants : Dora se plaint de son père, se plaint qu'il la laisse seule avec M. K..., mais elle-même n'a-t-elle pas tout fait pour que son père se retrouve avec Mme K... en favorisant ainsi leurs rencontres ? Cette rencontre entre deux signifiants n'a en principe rien à voir avec les signifiants de l'histoire du sujet : elle produit par contre un « référent » qui implique l'existence d'un savoir inconscient – Dora y est pour quelque chose dans ce dont elle se plaint. Cette rencontre crée et soutient l'hypothèse de l'inconscient : c'est cette hypothèse, qui prend vie avec l'interprétation, qui devient un « *agalma* ». C'est pour cette raison que l'algorithme du transfert est soutenu par l'hypothèse d'un savoir inconscient, soit un savoir supposé à l'inconscient.

Lacan pense que Socrate opère une « interprétation » quand il renvoie Alcibiade à Agathon. Socrate, en tant qu'analyste, fait exister un référent, à tel point qu'il suppose à Alcibiade un certain savoir : « Tu me fais l'effet, Alcibiade, d'avoir toute ta tête ! » (222 c), autrement dit « tu n'es pas si écervelé que tu veux nous le faire croire ». Socrate insinue même qu'Alcibiade en sait plus qu'il ne l'imagine. À y regarder de près, on peut considérer que cette « interprétation » ne fait que recouvrir une autre interprétation qui avait déjà fonctionné initialement, quand Alcibiade « cherchait » Socrate et quand celui-ci lui renvoie un certain « *che vuoi* ? », que veux-tu ? quel est vraiment ton désir – ce qui sous-entend qu'il n'est pas ce que l'on pense (à l'instar de Dora, qui croit pouvoir accuser son père en se dédouanant dans l'affaire) ? Preuve en est que c'est précisément quand Alcibiade fait l'éloge de Socrate qu'il mentionne Agathon, tendant ainsi la perche à Socrate pour que celui-ci lui « interprète » son désir. Mais cette dernière interprétation n'aurait aucune prise sans cette première mutation, ce premier passage de l'aimé à l'aimant : avant, Alcibiade cherchait des « *agalmata* », maintenant, il cherche des Agathon.

CLINIQUE ET DISCOURS

Socrate fonctionne comme un analyste, ne serait-ce que parce qu'il permet certains déplacements de discours. Il faudrait distinguer un diagnostic clinique (la folie) – évoqué par Lacan et approfondi par Lélut et Pigeaud, caractérisé par la présence des voix, des épisodes d'extase ou, plus précisément des épisodes de catatonie, la tolérance (ou l'insensibilité) aux températures extrêmes, etc. – d'un « diagnostic de discours », si l'on peut s'exprimer ainsi. Socrate « hystérique » peut opérer comme un Socrate analyste parce qu'il fait émerger quelque chose du discours analytique. On a souvent remarqué que Lacan n'a pas conçu de « discours de l'obsessionnel », alors qu'il accorde de l'importance à l'hystérie sous la forme du « discours hystérique ». On voit ainsi que quelque chose se détache des références cliniques habituelles. Au sens strict, on peut fonctionner dans le discours hystérique tout en n'étant pas hystérique. Un sujet peut s'inscrire dans le discours de l'hystérique, sans présenter aucun symptôme clinique d'hystérie. Mais c'est le discours de l'analyste qui nous intéresse ici : de même qu'on peut être inscrit dans le discours hystérique sans être hystérique, de même, on peut faire opérer le discours de l'analyste sans être psychanalyste. On voit ainsi une évolution et un déplacement chez Lacan, avec le passage du Socrate analyste au Socrate hystérique, sans qu'il y ait pour autant de contradiction.

Ce qui intéresse Lacan c'est de comprendre comment on devient désirant là où on était « aimé », désiré. On peut concevoir aisément que tout névrosé est « l'aimé », le désiré, de par son histoire, de par la place qu'il a occupé pour l'autre. L'exemple le plus répandu est celui de l'enfant identifié au phallus, à savoir l'objet qui manque à l'autre – à la mère. Lacan saisit le moment où cela change. Et ce moment de bascule – puisqu'il confronte le sujet au manque qu'il croit remplir chez l'Autre (on parle du sujet dans sa position d'aimé) – peut être aussi le moment où il devient désirant : le sujet peut se manifester comme manque, reconnaissant quelque chose de son manque-à-être.

Reprenons ce moment de bascule par où le sujet, passant de désiré à désirant, fait surgir l'amour. Reprenons-le à partir de cette formule de Lacan selon laquelle « l'amour est un signe de changement de discours[21] », qu'il énonce dans son

21. LACAN J., *Le séminaire*, Livre XX, *Encore*, p. 20.

séminaire *Encore*. Qu'est-ce que cela peut bien vouloir dire ? Puisqu'il parle du « discours », il convient de référer cette idée à sa théorie des discours. Dessinant au tableau les quatre discours, il les sépare en deux « groupes » : le discours hystérique et le discours du maître d'un côté, celui de l'universitaire et de l'analyste de l'autre, et il précise : le discours du maître « s'éclaire par régression du » discours de l'hystérie – de même, selon lui, le discours universitaire « s'éclaire de son progrès » vers le discours de l'analyste.

Les mots « régression » et « progrès » ne font que mettre en relief un quart de tour « topologique », c'est-à-dire référé aux places (tout comme le mot « progrès » chez Weber, il faut le différencier d'une quelconque valeur morale). Lisons Lacan :

> « À appliquer ces catégories qui ne sont elles-mêmes structurées que de l'existence du discours psychanalytique, il faut dresser l'oreille à la mise à l'épreuve de cette vérité qu'il y a émergence du discours analytique *à chaque franchissement d'un discours à un autre* : je ne dis pas autre chose en disant que l'amour, c'est le signe qu'on change de discours[22]. »

Autrement dit, chaque fois que l'on passe d'un discours à un autre, peu importe lequel des quatre, il y a l'émergence du discours analytique *et cela constitue un signe d'amour*.

On aura compris entre les lignes qu'il s'agit d'une sorte de passage de « l'aimé à aimant ». Ainsi, la « métaphore de l'amour » est l'opérateur minimal qui servirait à rendre compte de tout changement de discours. Par exemple, le passage « par régression » du discours hystérique au discours du maître (discours de l'Inconscient) est un signe d'amour. Dans quel sens ? Prenons comme exemple ce que Lacan appelle « le premier pas de la psychanalyse », à savoir la manœuvre faite par Freud dans le cas Dora quand celle-ci le met « au pied du mur », ce qu'on peut résumer par cette phrase : « Maintenant que je vous ai dit ce qui ne va pas, que voulez-vous que j'y fasse ? » Freud donne raison à sa patiente, mais écrit qu'« il suffit de retourner ses reproches contre la personne qui les énonce ». Dora reconnaît qu'en effet elle a tout fait pour que Mme K et son père se voient – elle a favorisé leurs rencontres. S'il s'agit, selon Lacan, du premier pas de la psychanalyse c'est parce que Freud a obtenu une « rectification subjective » chez Dora. Là, selon le propos du séminaire *Encore*, le discours analytique est opérant. Dora se reconnaît comme « désirante », au sens où son désir est engagé là où, précisément, elle se plaignait d'être lésée, tout en étant l'« aimée », désirée par M. K. Mais qu'elle reconnaisse la pertinence de l'intervention de Freud prouve que le transfert est déjà opérant, ne serait-ce que comme conséquence de cette manœuvre. Et si le transfert s'installe grâce à cette manœuvre, alors l'amour aussi – car ces deux termes se co-appartiennent. À partir de ce moment

22. *Encore*, p. 21 (nous soulignons).

nous avons la mise en fonction du désir de l'analyste et du transfert qui lui est inhérent. Dora mute, passe, d'un discours (le discours hystérique) à un autre (le discours du maître, à savoir le discours de l'inconscient par où elle se reconnaît comme désirante). Peu importe qu'elle soit encore pendant longtemps installée dans le discours hystérique, à savoir faire produire un savoir à l'Autre pour lui montrer son impuissance. Ce qui semble déterminant c'est que, pendant ce court instant de « rectification subjective », moment suffisamment important pour que Lacan le désigne comme étant le « premier pas de la psychanalyse », Dora donne raison à l'inconscient, aux signifiants qui la déterminent. Elle se montre divisée quant à sa propre plainte, ce qui est le propre de la demande – que Lacan écrit ($ <>D) – et que l'on peut résumer ainsi : *oui*, elle accuse son père de vouloir la prostituer, ce qui constitue sa plainte initiale et *oui*, elle reconnaît avoir tout fait pour que son père rencontre Mme K. Elle est ainsi divisée ($) face à sa propre demande (D). Il y a de ce fait une mutation, le sujet devient l'aimant d'un savoir du fait de reconnaître une détermination inconsciente (première métaphore de l'amour), un savoir que l'analyste incarne en tant que désirant, désirant d'autre chose qu'un objet du désir, ce qui l'entoure de l'*agalma*, du prestige qui découle d'un savoir (deuxième métaphore de l'amour).

Résumons ce que l'on déduit de la position de Lacan :

– Chaque fois qu'il y a passage d'un discours à un autre, il y a l'opération du discours analytique (p. 20-21 du séminaire *Encore*) ;

– chaque fois qu'il y a passage d'un discours à un autre, il y a transfert ;

– et, comme le transfert en ce sens équivaut à l'amour ;

– chaque fois qu'il y a passage d'un discours à un autre, il y a amour (= « signe d'amour »).

Ainsi, l'*atopia* de Socrate, antécédent historique de la psychanalyse, aide à comprendre l'autre *atopia*, celle du psychanalyste : si « sa visée est lointaine », c'est parce que c'est elle qui permet de mettre en place l'opérateur minimal qui introduit à la fois le désir de la « pure différence », comme Lacan désigne le désir de l'analyste, et la mutation subjective qui en découle, signe de l'amour analytique.

Agalma et savoir « en réserve »

Lacan démarre sa *Proposition sur le psychanalyste de l'École*, par cette phrase, bien connue :

> « Au commencement de la psychanalyse est le transfert. Il l'est par la grâce de celui que nous appellerons à l'orée de ce propos : le psychanalysant. Nous n'avons pas à rendre compte de ce qui le conditionne. Au moins ici[23]. »

23. *Autres Écrits*, p. 247.

Nous, par contre, « ici », nous nous permettons de parler de ce « psychanalysant » qui ne doit pas être appelé « psychanalysé » par anticipation. Qu'est-ce qui le met à la place d'un analysant ? Au nom de quoi se soumettre au dispositif analytique ? Pour Lacan, la réponse se résume à une seul terme : le transfert. Mais qu'est-ce qui instaure le transfert qui est censé être au commencement ? On peut penser que tout le dialogue de Platon tourne autour de cela, ainsi que la lecture que Lacan lui a consacrée.

Il a fallu que Socrate maintienne son amour « en réserve », qu'il ne le manifeste pas comme tel, pour que quelque chose de l'*agalma* qui entourait Alcibiade le bien-aimé disparaisse. L'*agalma*, qui entourait Alcibiade, est transféré à Socrate. Nous pouvons percevoir une métaphore de ce changement subjectif dans le passage des guirlandes d'une tête à une autre, lors de l'arrivée d'Alcibiade : d'abord elles entourent la tête d'Alcibiade, ensuite le passage s'opère de celui qui ressemble le plus à un *érastès* (Alcibiade) à celui qui incarne l'*érôménos* (Agathon), mais pour revenir ensuite à la tête de Socrate, l'*érastès* transformé en *érôménos* par son savoir et son amour non-avoué, en réserve.

Il n'est pas étonnant que, dans les mêmes pages, Lacan puisse arguer que le transfert, de par son existence, fasse « à lui seul objection à l'intersubjectivité » : on peut comprendre cela par le fait invraisemblable qu'une tête ingrate, comme celle de Socrate, devienne l'*érôménos* le plus courtisé. Le transfert réfute l'intersubjectivité, « il est sa pierre d'achoppement ». On peut même situer cette *atopia* inhérente au transfert à la base de tous les *élenkhos* auxquels se livre Socrate : par son interrogation, il va au-delà de l'intersubjectivité, même si c'est au prix d'être réduit lui-même, pendant un temps, à n'être rien du tout, celui qui ne sait pas, celui qui n'est rien.

Socrate, de par son existence même, est une objection à l'intersubjectivité : Socrate *est* le transfert. Remarquons le fait que Lacan aurait pu dire aussi que l'*amour* était une objection à l'intersubjectivité. Mais Lacan pense également que l'analyste s'identifie à quelque chose qui n'est pas dans l'intersubjectivité, qui ne se réduit pas à l'autre imaginaire, qui se soustrait au dialogue, éveillant chez le psychanalysant la question sur le désir de l'autre, le fameux « *Che vuoi* ? » promu dans son enseignement au statut de moment où le sujet ne compte plus, comme il le croyait, sur l'autre imaginaire. Il peut s'agir parfois d'un moment dangereux où il perd les pédales.

Qu'est-ce qui fait que Socrate anticipe cette fonction de l'analyste ? Lacan pense à la folie, nous l'avons déjà indiqué et, d'une manière moins « clinique », il pense à une sorte de « désir de mort ». Qu'est-ce que c'est que ce désir de mort sinon ce désir d'autre chose qui pousse les autres à voir en lui un fantôme qui brandit son « *Che vuoi* » ? C'est ainsi que Socrate réussit à déplacer les discours, en faisant exister quelque chose du « discours du psychanalyste ».

Le passage du psychanalysant au psychanalyste et la deuxième métaphore de l'amour

Quant au discours de l'analyste, c'est un quart de tour. Il surgit dans le déplacement d'un discours à un autre. Entendons-nous sur ce que nous proposons : le discours de l'analyste surgit par le « quart de tour », peu importe le discours que l'on considère. Il opère par ce « quart de tour ». Autrement dit, le passage du discours hystérique au discours du maître, « fait un quart de tour », ce qui signifie que le discours de l'analyste a opéré, même s'il ne figure pas comme tel, c'est-à-dire avec l'algèbre que Lacan lui a donné. Tout déplacement d'un discours à un autre fait surgir le discours de l'analyste, pourvu qu'il y ait un changement de places entre les termes (le savoir, le maître, le sujet et l'objet[24]).

Depuis la position du maître, on peut produire un déplacement d'un discours à un autre : Napoléon à Erfurt a fonctionné comme un « analyste » pour Goethe, précisément parce qu'il occupe la position du maître et parce que, à partir de cette position, il déplace le discours de Goethe, qui croyait savoir ce qu'il en est du théâtre[25]. Dans le cas de Socrate, qu'il soit « hystérique » au sens où il fonctionne comme tel, ou « fou », incarnant ce désir de mort qui traduit un « désir d'autre chose », il peut susciter le discours de l'analyste, dans la mesure où il modifie les discours du maître ou le discours universitaire. Si l'on suit Lacan dans son propos sur l'amour et les discours évoqués lors de son séminaire *Encore*, c'est le changement de discours qui fait exister *quelque chose* du discours de l'analyste[26].

Mais que dire à propos de la spécificité du discours de l'analyste et du surgissement des « psychanalystes » ? La réponse de Lacan est celle de la nécessité de créer une école de psychanalyse, où l'on assure le « passage » de psychanalysant à psychanalyste. Cela nous ne le retrouverons pas chez Platon. On ne peut d'ailleurs exclure l'hypothèse que Lacan ait commencé à parler de « Socrate hystérique » plutôt que du « Socrate analyste », à partir de la fondation de son École. Notons pourtant le parallèle avec le commentaire du *Banquet* :

> « La terminaison de la psychanalyse dite superfétatoirement didactique, c'est le passage en effet du psychanalysant au psychanalyste. Notre propos est d'en poser une équation dont la constante est l'ἀγάλμα[27]. »

On perçoit clairement la dette vis-à-vis du *Banquet*. Par dessus le marché, nous savons que Lacan introduit ainsi la procédure de la passe, procédure qui

---

24. Pour plus des détails, cf. Lacan J., *L'envers de la psychanalyse*, Paris, Le Seuil, 1991.
25. Milner J.-C., *Pour une politique des êtres parlants*, Verdier, 2011 (L'auteur analyse l'échange entre ces deux hommes, rapporté par Goethe, où Napoléon glisse « l'interprétation » qui aurait marqué Goethe : « le destin c'est la politique ». Le rapprochement de cette scène à la question des changements/déplacements des discours procède d'une communication personnelle).
26. *Encore*, p. 21.
27. *Autres Écrits*, p. 251.

a la structure d'un *Witz*, comme Lacan a pu l'indiquer, mais qui a aussi la structure de l'amour à trois : le « passeur », un psychanalysant, raconte à un « jury » ce que, celui qui veut devenir analyste, lui a à son tour témoigné des effets de son analyse. Pour *Le Banquet*, nous avons connu une structure similaire, d'autant plus que c'est au début du dialogue et à propos du « remplissage » de connaissance d'Agathon par Socrate (décidément, nous n'arrêtons pas de revenir sur ce propos initial, inaugural) qu'Agathon fait allusion aux « juges ». Face à la réponse ironique de Socrate, on lit :

> « Socrate, tu es un insolent (Ὑβριστὴς εἶ) ! dit Agathon [...] c'est au jugement de Dionysos que nous aurons recours » (175 e).

Le jugement aura lieu vers la fin, lorsque Alcibiade témoigne des effets que le discours de Socrate a eus sur lui. Alcibiade est le « passeur », Socrate le « passant », et c'est le banquet le jury. C'est en effet Socrate qui peut rendre compte d'avoir fonctionné, grâce au témoignage d'Alcibiade, comme désirant d'autre chose, là où les autres le voient comme l'*érôménos* – et c'est ce pourquoi le rôle de Diotime est fondamental. C'est Socrate qui fait l'expérience, quitte à incarner lui-même un déchet, de ce que c'est que de désirer après s'être défait du désir de l'Autre.

BIBLIOGRAPHIE

ARISTOPHANE, *Les Nuées*, Paris, Les Belles Lettres, 2009, édition bilingue.

ARISTOPHANE, *Ploutos*, Paris, Les Belles Lettres, 2008, édition bilingue.

ARISTOPHANE, *Les thesmophories*, Paris, Les Belles Lettres, 1967, édition bilingue.

ARISTOTE, *La Politique*, Paris, Vrin, 1985.

BRISSON L., *Le sexe incertain*, Paris, Les Belles Lettres, 2008.

BRISSON L., « Introduction », *Le Banquet*, Paris, Flammarion, 1998, 5e édition corrigée et mise à jour en 2007.

BRISSON L., *Platon, les mots et les mythes*, Paris, François Maspero, 1982.

BRISSON L., « Agathon, Pausanias and Diotime in Plato's *Symposium* : Paiderastia and Philosophia », *Plato's Symposium, Issues in Interpretation and Reception*, Washington, Center for Hellenic Studies, J. H. Lesher, 2006.

BRISSON L., « La notion de *phthonos* chez Platon », MONNEYRON F. (dir.), *La Jalousie*, L'Harmattan, 1996.

BROCHARD V., *Études de philosophie ancienne et de philosophie moderne*, Paris, Vrin, 1974.

BURY R. G., *The Symposium of Plato*, Cambridge, W. Heffer and sons, 1909.

CALAME C., *L'éros dans la Grèce Antique*, Paris, Belin, 1996.

CANTO-SPERBER M., *Les Paradoxes de la connaissance. Essais sur le* Ménon *de Platon*, Paris, Odile Jacob, 1991.

COTTET S., *Freud et le désir du psychanalyste*, Paris, Le Seuil, 1996.

DAREMBERG, SAGLIO, *Dictionnaire des Antiquités Grecques et Romaines*, édition en ligne de l'université de Toulouse Le Mirail.

DE ROMILLY J., *Alcibiade*, Paris, Éditions de Fallois, 1995.

DOVER K., *Homosexualité grecque*, Grenoble, La pensée sauvage, 1982, trad. S. Saïd.

DOVER K. J., *Aristophanic Comedy*, California, University of California Press, 1972.

DUPONT F., *Le plaisir et la loi*, Paris, François Maspero, 1977.

EURIPIDE, *Alceste*, Tragédies, tome I, Paris, Les Belles Lettres, 2003.

FLAHAULT F., *L'extrême existence*, Paris, François Maspero, 1972.

FOUCAULT M., *Histoire de la sexualité*, tome I : *La volonté de savoir*, Paris, Gallimard, 1976.

FREGE G., *Écrits logiques et philosophiques*, Paris, Le Seuil, coll. « Folio Essais », 1971.

FREUD S., « Sur la psychogenèse d'un cas d'homosexualité féminine », *Psychose, Névrose, perversion*, Paris, PUF, 1973.

FREUD S., *Trois essais pour une théorie sexuelle*, Paris, Gallimard, coll. « Folio Essais », 1989.

FREUD S., *L'Esquisse*, Paris, PUF.

FREUD S., « Analyse d'une phobie chez un petit garçon de cinq ans (le Petit Hans) », *Cinq Psychanalyses*, Paris, PUF, 1970.

FREUD S., « Au-delà du principe du plaisir », *Essais de psychanalyse*, Paris, Payot, 1968.

FREUD S., « La disparition du complexe d'Œdipe », *La vie sexuelle*, Paris, PUF.
FREUD S., « Contributions à la psychologie de la vie amoureuse », *La Vie Sexuelle*, Paris, PUF, 1953.
FREUD S., « Le début du traitement », *La technique psychanalytique*, Paris, PUF, 1953.
FREUD S., « Observations sur l'amour de transfert », *La technique psychanalytique*, Paris, PUF, 1953.
FREUD S., *L'interprétation des rêves*, Paris, PUF, 2004.
FREUD S., *Psychologie des masses et analyse du moi*, Paris, Payot, 1990.
FRIEDLÄNDER P., *Plato, an Introduction*, Harper & Row, 1964, trad. Hans Meyerhoff.
FUSTEL DE COULANGES, *La cité Antique*, Flammarion, 1984.
GALPÉRINE M.-C., *Lecture du Banquet de Platon*, Paris, Verdier, 2004.
GAGARIN M., « Socrates'Hybris and Alcibiades'failure », *Phoenix*, vol. 31 (1977), n° 1.
GERNET L., *Anthropologie de la Grèce Antique*, Paris, Flammarion, 1995.
GUEROULT M., *Descartes et l'ordre des raisons*, Paris, Aubier, 1953.
GUTHRIE W. K. C., *Orphée et la religion grecque*, Paris, Payot, 1956.
HADOT P., *Éloge de Socrate*, Paris, Allia, 2010.
HALPERIN D., « Platon et la réciprocité érotique », *Cahiers de l'Unebévue*, EPEL, 2000, trad. G. Le Gaufey et G.-H. Melenotte.
HERMOGÈNE, *L'Art rhétorique*, Paris, L'âge d'homme, 1997, trad. Patillon.
HILD J.-A., *Étude sur les démons dans la littérature et la religion des Grecs*, Paris, Hachette, 1881.
KRÜGER G., *Ragione et Passione, L'essenza del pensiero platonico*, Milano, Vita e Pensiero, 1995, trad. G. Reale.
LACAN J., « La Jeunesse de Gide », *Écrits*, Paris, Le Seuil, 1966.
LACAN J., « Intervention sur le transfert », *Écrits*, Paris, Le Seuil, 1966.
LACAN J., « Le temps logique et l'assertion de certitude anticipée », *Écrits*, Paris, Le Seuil, 1966.
LACAN J., *Le séminaire*, Livre IV, *La relation d'objet*, Paris, Le Seuil, 1994.
LACAN J., *Le séminaire*, Livre VIII, *Le transfert*, Paris, Le Seuil, 2001.
LACAN J., *Le séminaire*, Livre X, *L'angoisse*, Paris, Le Seuil, 2004.
LACAN J., *Le séminaire*, Livre XI, *Les quatre concepts fondamentaux de la psychanalyse*, Paris, Le Seuil, 1973.
LACAN J., *Le séminaire*, Livre XVII, *L'envers de la psychanalyse*, Paris, Le Seuil, 1991.
LACAN J., *Le séminaire*, Livre XX, *Encore*, Paris, Le Seuil, 1973.
LACAN J., *Le séminaire*, Livre XXIII, *Le Sinthome*, Paris, Le Seuil, 2005.
LACAN J., *Télévision, Autres Écrits*, Paris, Le Seuil, 2001.
LACAN J., « Proposition du 9 octobre », *Autres Écrits*, Paris, Le Seuil, 2001.
LACAN J., « L'étourdit », *Autres Écrits*, Paris, Le Seuil, 2001.
LALANDE A., *Vocabulaire technique et critique de la philosophie*, Paris, PUF, 1926, 5e édition en 1999.
LÉLUT L. F., « Spécimen d'une application de la science psychologique à celle de l'histoire », *Du démon de Socrate*, Paris, Baillière, 1856 (deuxième édition).
LÉVÊQUE P., *Agathon*, Paris, Les Belles lettres, 1955.
LÉVI-STRAUSS C., *Les Structures élémentaires de la parenté*, Paris, Mouton de Gruyter, 1967.
LÉVI-STRAUSS C., *La potière Jalouse*, Paris, Éditions du Plon, 1985.
LÉVI-STRAUSS C., *Le cru et le cuit*, Paris, Éditions du Plon, 1964.
LUCCHELLI J. P., *Le transfert, de Freud à Lacan*, PUR, 2009.
LUCCHELLI J. P., *Le malentendu des sexes*, PUR, 2011.
MATTÉI J.-F., *Platon et le miroir du mythe*, Paris, PUF, 1996.

Ménissier T., *Eros philosophe. Une interprétation philosophique du* Banquet *de Platon*, Paris, Kimé, 1996.

Milanezi S., « Introduction », *Ploutos*, Les Belles Lettres, 2009.

Miller J.-A., « Les deux métaphores de l'amour », *La Cause Freudienne*, Actes, n° 18, juin 1991.

Miller J.-A., « Introduction à l'angoisse », *La cause Freudienne*, n° 58, octobre 2004.

Milner J.-C., *Le triple du plaisir*, Paris, Verdier, 1997.

Milner J.-C., *Le juif de savoir*, Paris, Grasset, 2002.

Milner J.-C., *Pour une politique des êtres parlants*, Paris, Verdier, 2011.

Milner J.-C., *Clartés de tout*, Paris, Verdier, 2011.

Nietzsche F., *La naissance de la tragédie*, coll. « Folio Essais », trad. Ph. Lacoue-Labarthe.

Pigeaud J., « Aux origines de la médecine », *Poétiques du corps*, Paris, Les Belles Lettres, 2008.

Platon, *Le Banquet*, Paris Les Belles Lettres, 1951, trad. Léon Robin ; *Le Banquet*, Paris, Flammarion, 1998, trad. Brisson, 5e édition corrigée et mise à jour en 2007.

Platon, *Apologie de Socrate*, Les Belles Lettres, 2003, trad. Croiset, édition bilingue.

Platon, *Phèdre*, Garnier-Flammarion, nouvelle édition en 2004, traduction et présentation L. Brisson.

Platon, *Alcibiade*, Garnier-Flammarion, 2e éd. Corrigée en 2000, trad. J.-F. Pradeau.

Platon, *Timée*, 5e édition corrigée et mise à jour en 2001, traduction et présentation L. Brisson.

Platon, *Ménon*, Garnier-Flammarion, 2e édition corrigée en 1993, traduction et présentation M. Canto-Sperber.

Platon, *Ménexène*, tome v, Paris, Les Belles Lettres, 1989.

Platon, *Protagoras*, Paris, Garnier-Flammarion, 1997, trad. Frédérique Ildefonse.

Platon, *Charmide*, Gallimard, coll. « Bibliothèque de la Pléiade », 1959, trad. L. Robin.

Platon, *Hippias Mineur*, Gallimard, coll. « Bibliothèque de la Pléiade », 1959, trad. L. Robin.

Queval S., « Le hoquet d'Aristophane », *Politique dans l'Antiquité*, PUL, 1986.

Reale G., *Eros, dèmone mediatore*, Milano, Rizzoli, 1997.

Romeri L., *Philosophes entre mots et mets*, Grenoble, J. Million, 2002.

Rosen S., *Plato's Symposium*, 1967, Yale University Press. Nous citons la réédition South Bend, Indiana, St. Augustine's Press, 1999.

Robin L., *La théorie platonicienne de l'amour*, Paris, PUF, 1964.

Robin L., « Notice », *Le Banquet*, Paris, Les Belles Lettres.

Schmitt C., *Hamlet ou Hécube*, Paris, L'Arche, 1997.

Sergent B., *Homosexualité et initiation*, Paris, Payot, 1984.

Sissa G., *Le corps virginal*, Paris, Vrin, 1987.

Strauss L., *Sur Le Banquet*, Paris, Éditions de L'éclat, 2006, trad. O. Sedeyn.

Strauss L., *Socrate et Aristophane*, Éditions de L'éclat, 1993, trad. O. Sedeyn.

Souilhé J., *La notion platonicienne d'Intermédiaire dans la philosophie des dialogues*, Paris, Alcan, 1919.

Tarrant D., « The touch of Socrates », *Classical Quarterly*, vol. 8, n° 1/2, mai 1958.

Taylor A. E., *Plato, The man and his work*, Londres, Methuen and Co., 1960.

Vallois R., « L'agalma des Dionysies de Delos », *Bulletin de correspondance hellénique*, vol. 46, 1922.

Vidal-Naquet P., *La démocratie grecque vue d'ailleurs*, Champs-Flammarion, 1990.

Weber M., *Le savant et le politique*, 10/18, 1963.

Weil S., *Sur la science*, Paris, Gallimard, 1966.

Xénophon, *Le Banquet*, Paris, Les Belles Lettres, 2002, trad. F. Ollier.

TABLE DES MATIÈRES

Cinquième partie
La cure par la parole

Imprimé en France. - JOUVE, 1, rue du Docteur Sauvé, 53100 MAYENNE
N° 2019661Z. - Dépôt légal : novembre 2012